作者介绍：傅山（1607~1684），字青主，明末清初山西阳曲（太原）人，博通经史百家，工诗文书画，尤精医学、医术，曾批注《灵枢》、《素问》诸书。长于妇科、内科杂病，治病不拘学派，用药不依方书，应手而效，名重一时，人称『医圣』。

傅山先生的许多医学著述经考证，实为或者由他人托名神传、仙授而刊行于世，或以抄本形式传承流散于民间，托其名传世医著主要有《傅青主女科》、《傅青主男科》、《傅氏幼科》、《大小诸症方论》等，虽为托名之作，由于有较好的临床疗效而广为传抄，对后世均有重要影响。

傅青主男女科

清·傅山 著

卫云英 点校

学苑出版社

图书在版编目(CIP)数据

傅青主男女科/〔清〕傅山著；卫云英点校.—北京：学苑出版社，2009.5(2020.4重印)
ISBN 978-7-5077-3345-7

Ⅰ．傅… Ⅱ．①傅…②卫… Ⅲ．中医学-男科学-中国-清代②中医妇产科学-中国-清代 Ⅳ．R277.57 R271

中国版本图书馆 CIP 数据核字(2009)第 065768 号

责任编辑：付国英
出版发行：学苑出版社
社　　址：北京市丰台区南方庄 2 号院 1 号楼
邮政编码：100079
网　　址：www.book001.com
电子信箱：xueyuanpress@163.com
电　　话：010-67603091(总编室)、010-67601101(销售部)
经　　销：新华书店
印 刷 厂：山东百润本色印刷有限公司
开本尺寸：880×1230　1/32
印　　张：12.75
字　　数：196 千字
版　　次：2009 年 5 月第 1 版
印　　次：2020 年 4 月第 8 次印刷
定　　价：55.00 元

编者的话

傅青主先生的许多医学著述经考证，实为或者由他人托名神传、仙授而刊行于世，或以抄本形式传承流散于民间。虽为托名之作，但良好的临床疗效为众医家所一直称颂并广为传抄，对后世有重要影响。

此次出版《傅青主男科》、《傅青主女科》之合集，原文以目前能找到的最好版本为底本并进行点校。文前有著名的中医训诂学家、中医文献学专家钱超尘先生和山西省中医药研究院中医基础理论研究所所长、中华中医药学会医史文献研究会常务理事王象礼先生写的序言，书后附有专家的相关论文及傅青主文献资料选辑，见仁见智地从不同角度对其人、其事、其著作进行分析考证。希望本书的出版不仅能给大家提供一个可用于学习参考的优质版本，更希望能通过对傅青主医书是否伪作的论争和种种证据的例举，还原历史本来面貌，帮助读者对傅青主及其思想有更深入细致的了解和认识。

学苑出版社医药卫生编辑室
2009年4月

钱　　序

《傅青主女科》现存较早刻本是清道光七年山西太邑友文堂本。1991年中医古籍出版社《全国中医图书联合目录》将友文堂本列为该书现存第一条，云："《傅青主女科》二卷，附《产后编》二卷。又名《女科良方》、《女科全集》。清傅山（青主、青竹、公它、啬庐、石道人、朱衣道人）撰。清道光七年丁亥（1827）太邑友文堂刻本。"其下所举为清道光十年庚寅（1830）金湘门高慕韩刻本（今藏陕西省图书馆）、清道光十一年辛卯（1831）祁尔诚刻本（今藏中国医学科学院图书馆）、清道光二十二年壬寅（1842）澧州刻本（今藏中国中医研究院图书馆）等等。2007年上海辞书出版社《中国中医古籍总目》列举《傅青主女科》版次亦将太邑友文堂本列为该书现存第一条，云："《傅青主女科》二卷，又名《女科良方》、《女科全集》、《妇科良方》，附《产后编》。清傅山（青主、公它、朱衣道人）撰。清道光七年丁亥（1827）张凤翔序刻本，太邑友文堂藏板。"其下列举之版次为道光十年庚寅（1830）高慕韩刻本、道光十一年辛卯（1831）年祁尔诚刻本、清道光二十二年壬寅（1842）澧州岳常澧道蜀刻本等等。依书目所示，太邑友文堂本为《傅青主女科》现存较早刻本无疑。据《中国中医古籍总目》统计，《傅青主女科》太邑友文堂本国内存于以下各大图书馆：首都图书馆、中国中医科学院图书馆、山西省图书馆、内蒙古自治区图书馆、内蒙古中蒙医研究所图书馆、陕西中医学院图书馆、辽宁省图书馆、长春中医药大学图书馆、上海图书馆、南京图书馆（残）、沪州市图书馆、福建省图书馆计12家。本书所用底本为道光七年丁亥（1827）太邑友文堂本，不取自上述诸家图书馆，而取自山西太原市葛敬生先生家藏之《傅青主女科》友文堂本。葛先生笃爱傅山医学，致力收藏有关傅山医书版本。我未曾与葛先生晤面，但有书信往来。

道光七年太邑友文堂本颇为珍秘。该刻本首页中间刻有"女科全集"四字，右侧刻有行楷"青主先生手著"六字，左侧刻有楷体"太邑友文堂藏版"七字。"序"字刻为"叙"字，在"叙"字下有"神乎技矣"四字篆体木印牌记。张凤翔序为行草体，每页四框有栏线，上下粗线，左右细线。序尾"道光丁亥夏五月丹崖张凤翔题"句下有"凤"、"翔"两枚小型木刻方章。张序下为李缵唐短序，序尾有木刻方章二枚：一为"缵堂"，一为"缉仲"，则"缵唐"又作"缵堂"，"缉中"又作"缉仲"。

友文堂本正文为楷体，每半页八行，行十九字，上栏线外时有红、蓝二色眉批。据《全国中医图书联合目录》统计，从友文堂本刊行至1978年共刊行67次（按：其中包括三种手抄本）。《中国中医古籍总目》著录之书，远较《全国中医图书联合目录》丰备，据"总目"统计，从友文堂本刊行至1911年，《女科》刊行达70次（按：其中包括二种手抄本）。书经多次翻刻，文字必有讹误。卫云英同志以友文堂本为底本简校之，提供《傅青主女科》早期刻本，不仅可以改正流行本文字之讹，而且对于研究《傅青主女科》诸多问题均有重要价值。

卫云英同志考证《辨证录》与《傅青主女科》关系认为，《女科》是以陈士铎《辨证录》为基础，对《辨证录》词语稍加增删调整而成，我认为这个结论是可以接受的。

考证《傅青主女科》的作者是否是傅山，不能只阅读这一本书，也不能仅仅阅读署名傅山的其他医书，更需阅读1991年12月山西人民出版社出版的确实属于傅山的《傅山全书》（第七册所收题名傅山的医书除外）和2007年5月山西古籍出版社出版的《陈批霜红龛集》，从中搜寻傅山的医学史料与《女科》、《男科》、《小儿科》、《产后编》等进行比较研究，同时要熟悉傅山的文章风格，与署名傅山的医学著作进行文风的比较研究。文风是人格的文字表现，傅山说："文乃性情之华。"他认为文章是作者思想性情的反映。辨别文字风格，对鉴别作品真伪具有重要意义。傅山写文章非常注重语言的"警策"、"盾头磨墨"与"语旨而允"，鄙弃孱弱无力、松散啰嗦的文章。什么是"警策"?《傅山全书》卷二十九《杂训》说："若一篇之中得三两句警策，则精神满纸矣。警令人惊，策令人前。不能令人惊而前，则拖耳笨驴，闲时拉磨而已，但费草料。"什么是"盾头磨墨"?《傅山全书补编》卷三《惟斯技之自古，何胶鼓之有法》说，写文章要有一个培养酝酿苦读积累的过程，笔力要如长枪大戟："眼看、手批、口诵、心惟，四者少一不得。若徒记问为书，簏亦何用?仅仅吟风咏月，又复负却须眉。三寸弱翰，有足敌长枪大剑处，正在盾头磨墨!"不但写文章要有"盾头磨墨"的气势，就是写诗，也要"盾头磨墨"。《霜红龛集》卷十《河边二首》："吟咏凄凉愧壮夫，诗书酸楚合吾徒。盾头磨墨才当见，笔上生花气莫粗。"什么是"语旨而允"?"语旨"指语言优美，"允"指语言准确。《霜红龛集》卷二十五《佛经训》说："挺生之人，见解定有异于常人，非读书讲学之人所可至者。作文、作诗、讲学，皆须造语。语旨而允，乃能传，所谓言之不文，不能行远也。"所谓"造语"，即是创造具有"警"、"策"、"旨"、"允"特点的词语，他反对啰嗦累赘孱弱无力的语言与文风。《傅山全书》卷二十九《杂训》说："文章诗赋,最厌底是个啴(chǎn)字。啴,缓也。俗语谓行事说话,松沓不警曰啴……齿牙、口舌、手笔,叮当振动,自然无此病。"《霜红龛集》卷十一《再赋前韵》说:"笔防眉叶似,文畏舞条如。"《傅山全书》卷二十九《文训》一文又说:"文者,情之动也;情者,文之机也。文乃性情之华。情动中而发于外,是故情深而文精,气盛而化神,才挚而气盈,气取盛而才见奇。文章未有高而不简,简而不挚者。"以上是傅山关于文风的理论论述。清郭钘《征君傅先生传》特别讲到傅山文风的特点:"为文豪放,与时眼多不合。诗词皆慷慨苍凉之调,不作软媚语。"傅山的诗文就是他的文论的具体体现。试把署名傅青主的《女科》、《男科》、《小儿科》、《产后编》等医书的语言和《傅山全书》、《霜红龛集》的语言加以比较,则会看出这些医书绝非出自傅山手。

道光二十七年潘氏《海山仙馆丛书》将《女科》收入,王孟英(1808～1868)在《重庆堂随笔》一书中批评《女科》说:"顷见番禺潘氏《海山仙馆丛书》所收《女科》书三卷,文理粗鄙,剿袭甚多,托名傅青主先生手著之秘本。潘氏不知医理,误信梓行,玷辱青主矣!"陆以湉(1802～1865)《冷庐医话》批评《女科》语言"措辞冗衍",确认《傅青主女科》非傅山作。《女科》时见污秽狎亵词语,难见允旨警策之言,非出一手,明矣!

指出《傅青主女科》、《傅青主男科》等不是傅山本人所撰，绝对不是否定傅山是一位伟大的中医学家。这里说他是"伟大的中医学家"，不是据《大小诸证方论》、《傅青主女科》、《傅青主男科》、《傅青主小儿科》、《产后编》等等托名之作而说的，而是以他的自述及见诸《傅山全书》（不含医书）、《霜红龛集》为据的。他在《霜红龛集》、《傅山全书》中多次讲到解医、行医之事。

傅山通晓中医。《傅山全书》卷三《悼孙女班班》："弱女虽非男，慰情良胜无。阿爷徒解医，不及为尔咀。"傅山深通脉理。《傅山全书》卷二十八《与某书》："初十日，平地小蹶，伤筋，至今吟苦床茵，不能辗转。极知神气无方，查脉亦复调和，无他可虑。"傅山深晓方剂。《傅山全书》卷二十八《与某书》："每小饥即口流白沫，此是胃虚火动，不关甚病，亦当用白术二两，黄连姜炒一两，共为细末，用乌梅肉三四个，好开口花椒一大撮，熬浓汤，和作小丸子，朱砂为衣，每服三四十丸，食稍远，白水下，可除此症。"傅山深知养护调摄对疾病的重要作用。《傅山全书》卷二十八《与某书》："老嫂样，既无国医审其寒热，但用饮食消息静摄，行当平复也。"

傅山不仅研究时方，而且博览古代先贤医事以古鉴今。《傅山全书》页 2056《北史批注（下）卷九十》记载傅山对贪图财利之医加以讽刺：

梁元帝尝有心腹病，诸医皆请用平药，僧垣曰：脉洪实，宜用大黄。元帝从之。进汤讫，果下宿食，因而疾愈。时初铸钱，一当十，乃赐十万贯，实百万也。及魏军克荆州，僧垣犹侍梁元帝，不离左右，为军人所止，方泣涕而去。墨笔眉批：太医看见此赐，元帝当万代为帝王。

按，此讽刺贪利医也。

《傅山全书》卷九十三第2146页对《新唐书》卷二零四《批注》云：

《新唐书》："文仲曰，风状百二十四，气状八十，治不以时，则死及之"云云。墨笔眉批："文仲曰：风有一百二十四种，气有八十种，大体医药虽同，人性各异。庸医不达药之性，使冬夏失节，因此杀人。"又墨笔根批："文仲善疗风疾，则天令文仲集当时名医，共撰疗风气诸方。文仲撰《四时常服及轻重大小诸方》十八首，《随身备急方》三卷。"

傅山治病，非常重视个体差异，对此多有论述，所以疗效准确快速。傅山亲自采药，注意药物与四时寒温关系，所以疗效显著，这是傅山给后人留下的宝贵精神财富。后人学习傅山，固然需要学习他的具体方剂，但更重要的是学习他的医学思想。

仅举上述几例，足以显示傅山是一位伟大的中医专家。傅山的医学成就与医学思想，在我国医学史上将永远闪耀着夺目的光辉。本书《后记》附有我的《傅山医事鸟瞰》一文，对傅山的医学贡献作了概述。

傅山著作之富，等若山海，人品学问，臻俊抵极，才大义高，文博学富。其健在时，为海内推重数十载；其殁也，至今犹为海内外所崇敬。其文其学，光前裕后，然综览《傅山全书》、《霜红龛集》，未见有成卷帙的医学著作。《霜红龛集》卷末附丁宝铨于清宣统三年（1911）编纂的《傅青主先生年谱》，协理其事者有当时著名学者缪荃孙、段朝端、罗微之、罗振玉，该谱考证详博，却没有关于傅山医学专著的考述。《傅山全书》第七册附尹协理先生《新编傅山年谱》，对傅山诗文写作年代、写作背景多加详考，这是近些年傅山研究的重要成果，而对傅山医书不置一词，毫无涉及；美籍华人傅山专家白谦慎先生《傅山年谱补正》（附于《傅山全书补编》），对傅山医著亦避而不论。凡此皆反映了这些学者对所传傅山医书持有保留意见。

指出《傅青主女科》的作者不是傅山，也不是否定《傅青主女科》的临床价值和历史贡献。自友文堂刻本出，《女科》不胫而走，风行天下，深受医家青睐，临证每奏奇效，说明《女科》具有显著疗效。辨别古书作者真伪与评论古书实用价值是两个不同的问题。例如《尔雅》是儒家经典，旧说成于周公，经考证非成于周公，但并未因此贬低它的学术地位。《黄帝内经》旧说成于黄帝，今知非黄帝时书，但它仍然是中医经典著作。《中藏经》旧题华佗作，经考证非成于华佗。《章太炎全集》第八册《论中藏经出于宋人》云："《中藏经》徒列庸俗方剂，且何首乌用始唐末，髑髅称天灵盖起《千金》、《广记》诸方，乌头古不称川乌，莨菪子古不称天仙子。元化、汉人，何以用此药，举此名？其伪可想也。然其书《三因方》已称之，作伪者盖在《局方》以后，赵松雪不察，手写以为奇秘，孙渊如亦不察，而梓行之，过矣！"同书《拟重刻古医书目序》又指出："唯《中藏》出自晚宋，用药与古殊绝，《外台秘要》所录元化诸方，此并不见，颇疑宋人臆造。"指出《中藏经》伪托华佗之名，但并不因此降低它的学术价值。20世纪80年代，国家中医管理局仍然把《中藏经》作为十三部重点中医古籍之一加以校注研究。同样，我们这里考证《傅青主女科》、《傅青主男科》等书不是傅山亲撰，既不是否定傅山是一位伟大医学家的历史地位，也不是否定《傅青主女科》、《傅青主男科》的显著疗效以及其在学科发展史上的重要地位。考证的目的是求真求实，还历史本来面目。清陆以湉说《傅青主女科》是女科最下者，是过激之论。

《傅青主女科》是某些中医师据陈士铎《辨证录》而改造，改造幅度不大，主要是作些词语的改变，少数地方作些医理解说的变化。

《傅青主女科》某些方剂名称与《辨证录》稍有不同。比如《辨证录》"归经两安汤"《女科》改为"顺经两安汤",《辨证录》"溢经汤"《女科》改为"益经汤",《辨证录》"宣郁调经汤"《女科》改为"宣郁通经汤",《辨证录》"平肝止血汤"《女科》改为"平肝开郁止血汤"等等,但不能因此认为《女科》不是录自《辨证录》,恰恰相反,正好证明《女科》录自《辨证录》,改其少数文字攘《辨证录》而为《女科》,这是作伪者惯用手法。

钱超尘

2009 年 2 月 18 日于北京中医药大学

王　序

　　傅山（1607～1684），字青主，是明清之际卓越的思想家和伟大的爱国者，同时也是一位杰出的医学家和书画艺术大师。傅山博通经史百家，兼工诗文书画，尤精岐黄之术。明亡之后，出家为道，隐居不仕，投身反清复明运动，同时行医卖药，践行"医王救济之旨"，以医术济世活人。傅山医学学祖岐黄，根植《灵枢》、《素问》。傅山生前曾两度批注中医经典《素问》及《灵枢》。他临证不拘学派，擅长内、外、妇、幼诸科，深得百姓敬仰。正如诸家傅山传记所载：先生"精岐黄之术，邃于脉理，而时通以儒义"（稽曾筠《傅青主传》），"精通医理，得岐天师秘传"（《遗民集》），"以余力致岐黄，擅医之名，山右罔弗知者"（戴梦熊《傅真君传》），"日以医道活人，神奇变化，泄《素问》之秘"（《忻县志·傅山传》），"医术入神"（王世祯《池北偶谈·傅山传》），"精于医，人称医圣"（蔡璜《傅青主先生传》）。

　　傅山作为明清之际一位罕见的通才大家，其学术成就是多方面的，除治学经史、子学成就卓越之外，人称傅山"字不如诗，诗不如画，画不如医，医不如人"，即傅山的诗词、书画艺术成就虽高，但人民群众最看重的却是傅山的医道、医术和包括医德风范在内的人格、人品。有关傅山医术精湛、医德高尚、具有民族气节（如傅山不治胡人、奴人、恶俗之人）的医事故事，至今在三晋大地仍广为流传，脍炙人口。傅山早已被同时代人颂为"神医"、"仙医"、"医圣"。

傅山生前医学著述甚多，如乾隆五十年（1785）《直隶代州志·傅青主征君传》言："傅征君山，字青主……尤邃于长桑之术。人有以病乞治者，无贵贱，一一视之，无倦容，应手即愈，故医名遍于山右。著作甚富，今传者有《霜红龛集》……《傅青主医书》刊行于世。"近年来发现的《傅批〈黄帝内经素问（灵枢经）〉》、傅山亲笔整理的道教医学著作四种，以及署名傅山的有关医学手稿、墨迹、石刻、牌匾等，层出不穷，均为出于傅山之手的医学著述。

在既知的傅山医著中，以《傅青主女科》在中国医学史及现代的中医妇科学中所占的学术地位最高。《傅青主女科》初刊于道光七年（1827），刊行以来，流传甚广，版本甚多。但刊出之后，关于《女科》著作权的争论就从未停止过，争论的焦点在于《女科》的内容与140年前陈士铎所述《辨证录》中的妇科部分内容雷同，《女科》较之《辨证录·妇人科》有文辞粗俗、拖沓的现象，而陈士铎《辨证录·序》中又涉及一个人为制造的"陈士铎遇仙传书"谜案，让人猜不透谁才是

《女科》著作权的真正拥有者。

《女科》刊本虽晚出于《辨证录·妇人科》一个多世纪，但在《女科》刊行之前，抄本甚多，流传甚广，《傅青主女科》早已是家喻户晓的傅山医著。如张凤翔初刊本序言称："向闻先生有手著《女科》并《产后书》二册，未之见也，近得钞本于友人处。"祁尔诚续刊本序中说："此书晋省钞本甚夥，然多秘而不传。"新中国成立以来，国内特别是晋省对傅山医学文献进行了一定的考证、整理研究。《傅山医学手稿》残稿（《女科》调经部分，保存于山西省文物工作委员会，经专家鉴定，纸张为清初竹纸，笔迹为傅山家书特有的风格，现收录于《傅山书画全集》第五集（山西人民出版社出版）的发现，以及《大小诸证方论》等一批傅山医学手稿、遗墨的陆续发现，不但奠定了傅山有手著医学著作传世的物质基础，而且证实《傅山医学手稿》（《女科》残抄本）早于陈士铎"遇仙传书"之《辨证录·妇人科》。在此基础之上，再加其他考证，取得了以《傅山医学著作研究丛书》（七种：《傅山医学手稿》1983.5、《大小诸证方论》1983.8、《青囊秘诀》1983.10、《傅山验方秘方辑》1983.10、《傅青主女科校释》1984.4、《本草秘录》1986.1、《傅青主男科重编考释》1987.1）为代表的系列成果。

陈士铎"遇仙传书"系列与傅山医著系列的关系，

是近年来傅山医学文献研究的一大热点与难题。为此，在山西省有关部门和省卫生厅的高度重视下，"傅山医著的文献考证及校勘整理研究"项目，作为山西省卫生厅中医药管理局"十五"规划重大基础研究项目，于2002年正式启动。该项目由山西省中医药研究院中医基础理论研究所为主承担，由我担任项目负责人。课题启动以来，在前人文献考证成果的基础上，将"陈士铎遇仙传书案"的考证破解作为重点攻关目标与突破口，提出了新的工作假说，设计了严谨的考证工作方法与技术路线。

发生在清初康熙年间的浙江医家陈士铎京都"遇仙传书"案，涉及医书20余种。其中12种：《素问尚论》、《灵枢新编》、《伤寒四条辨》、《玉函六气》、《脏腑精鉴》、《本草新编》、《外经微言》、《石室秘录》、《辨证录》、《脉诀阐微》、《辨证玉函》、《洞天奥旨》。陆续在康熙至乾隆年间刊行出版。今存传世者为后7种，加上《辨证录》的增删别本《辨证奇闻》总计8种。从"遇仙传书"今存8种看，有以下三个特点：其一，署名形式均以岐伯天师等传授，陈士铎"述"或"习"、"敬习"的形式出现；其二，书中间有大量叛逆、反叛性文字；其三，"遇仙传书"之"仙"，即传书人，曾为其所传医书系列中的二书（今存）作有序言，并有两款令人费解的不同署名，其中：《本草新编·（仙）序》署名

"云中逸老岐伯天师题",《石室秘录·(仙)序》署名"天师岐伯职拜中清殿下弘宣秘录无上天真大帝真君岐伯书"。此案一经发生,成为有清以来中国文献史上一宗悬而未决的谜案、奇案。

陈士铎"遇仙传书"系列与傅山及傅山医著系列的关系如下。

从文字内容比较看:

《辨证录·妇人科》与《傅青主女科》、《傅山医学手稿》关系密切。《女科》(初刊道光七年,即1827)与陈述《辨证录·妇科》(初刊雍正三年,即1725)内容基本一致,仅个别文字互有出入,《女科》刊本较《辨证录》晚出103年。但建国初期发现,山西省博物馆保存有一部珍贵的《医学手稿》,署名为"松桥老人傅山稿",经故宫博物院专家鉴定,纸张系清初竹纸,书写风格为傅山家族特有的书法风格,内容与《傅青主女科》及《辨证录·妇人科》中的调经部分基本相同,仅个别文字互有出入。且《傅山医学手稿》中加味四物汤内的"玄胡",在《辨证录》、《傅青主女科》中均为"元胡",说明手稿写于顺治年间,因为那时还不避"玄烨"之讳。由此可以推断,傅氏《女科》手稿又较陈述《辨证录·妇人科》初刊本早60多年。

《石室秘录》与《傅青主男科(含儿科)》、《大小诸证方论》(傅山医著)关系密切。《傅青主男科(含儿科)》(初刊同治二年,即1863)的内容散见于《石室秘录》(初刊康熙二十七年,即1688,前后相差175年)。但建国初期发现,山西省图书馆珍藏的傅青主先生"手著"的《大小诸证方论》抄本,纸张经鉴定确系康熙时期的制品,傅山友人顾炎武于康熙十二年(1673)写有《大小诸证方论序》,抄本内署"傅青主先生秘传"。抄本内容分为《傅青主先生秘传小儿科方论》与《傅青主先生秘传杂症方论》。前者与《傅青主小儿科》(刊行本)基本相同,只是在大同中有小异;后者与《傅青主男科》在顺序上虽有差异,但内容和文字却基本相同。由此可以推断,《大小诸证方论》抄本又较《石室秘录》(初刊本)至少早15年。

《洞天奥旨》与《青囊秘诀》(傅山医著)关系密切。《洞天奥旨》(初刊乾隆五十五年,即1790)与《青囊秘诀》(抄本,原未署撰人,最早抄本为雍正元年,即1723年,王大德依河南怀庆济源庙道士张士学抄本之转抄本,经何高民考证系傅山外科遗著,于1983年出版。两书内容基本一致,有明显的渊源关系,但《秘诀》早于《洞旨》约70年。

《本草新编》与《本草秘录》(傅山医著)关系密切。《本草新编》(初刊康熙三十年,即1691)。《本草秘录》,系《本草新编》的一个抄本,流行于山西、河北一带,1962年发现,书中药味论述与《傅青主男女科》中的药味论述相同，经何高民考证系傅山本草学著作。1982年派我从黎城王叔田处找回，1986年以《傅山医学研究丛书》之一出版。

从学术思想、医理、用药特点比较看：

"遇仙传书"系列今存8种的学术特色，均与傅山医著系列有着高度的相关性，明显为同一个著作体系。经何高民先生考证研究、校勘整理并于20世纪80年代初陆续出版的傅山医著系列丛书（7种）。从总体上讲其内容基本包含于陈士铎"遇仙传书"系列之中。传书系列是一个更为庞大的体系，从基础理论到本草药学、方剂、诊法、辨证，再到临证各科，乃至养生、治未病等，是一个完整的具有独特特色的医学体系。傅山医著系列中与传书系列密切相关的著作之间，从具体内文细节上讲，虽部分文字内容互有出入，但贯穿两个著作体系始终的一条学术思想主线，或者叫做核心理论——肾命水火学说与脏腑五行生克之变理论，以及在这一核心理论指导下的诊治用药特色——补阴多于补阳，甘润多于温燥，主张补水生火、水中求火，重用养阴生精，反对过用苦寒、辛燥等的临证用药特色却是一脉相承。因此，可以推断，傅山医著系列与遇仙传书系列，应是同一个著作体系。将这一著作体系与其他学派各家著作体系加以比较研究，可以初步推断，这一著作体系的形成当不早于明代末期，且不晚于清代初期。

从"遇仙传书"系列的序、跋、凡例，特别是两款"仙"序署名与傅山的关系看：

关于陈士铎"遇仙传书"案传书人（"岐伯天师"）真实身份的考证，详见《陈士铎"遇仙传书"案"仙"序署名考——"云中逸老岐伯天师"考》（发表于《山西中医》2007第3期），《陈士铎"遇仙传书"案"仙"序署名考——"天师岐伯职拜中清殿下弘宣秘录无上天真大帝真君岐伯书"考》（2007"纪念傅山先生诞辰400周年国际学术研讨会"交流），《陈士铎"遇仙传书"案新证》（发表于《山西中医》2007年23卷第5期）。考证的基本结论是：借传播医学著作的形式，兼行弘扬反清复明思想之实，同时又要避开清廷文字狱、禁书之祸，是陈士铎"遇仙传书"案的本质所在。因此，这是一起出于政治原因，人为精心策划制造的复杂性谜案、奇案。传书者岐伯天师之托名及传书者为《本草新编》作序之"云中逸老岐伯天师"、为《石室秘录》作序之"天师岐伯职拜中清殿下弘宣秘录无上天真大帝真君岐伯"署名，实为明末清初之大儒医兼具道教"真人"身份的反清复明志士傅山（傅青主）之化名，所传之书，为傅山医学遗著。

《傅青主女科》流传之广、版本之多，实属有清以来中医文献史上的一个罕见现象。据《全国中医图书联合目录》载，其单行本即有67种，加之男女科合刊本、丛书本，同书异名本及《辨证录》本等，各种版本多达250余种（部分传抄本尚不计在内）。《傅青主女科》之所以能够得以广泛流传，深受不同时期医家的普遍重视，主要取决于《傅青主女科》独特的学术价值及其方剂的临床疗效价值。至于在传抄、转刻过程中，部分抄本、刊本出现的文辞"鄙陋"、"拖沓"现象，当属后学或书商所为，此等现象，自当瑕不掩瑜，亦未以辞害志，些许瑕疵无法湮没《女科》的璀璨光芒。至今《中医妇科学》统编教材中选自《女科》的方剂占到全书的1/8，足以说明清代王孟英所谓"（女科）立方板实，说理亦无独得之处"，实属无稽之谈。恰恰相反，《女科》的价值是历代其他妇科学专著所不能比拟的。

鉴于《女科》版本系统的复杂性，从基础文献的角度，对之进行考镜源流、甄别得失的研究，无疑是十分重要的。

山西职工医学院卫云英同志治学严谨，积数载功力，从语言文字的角度深入考证了《女科》（初刊本）与《辨证录·妇人科》及《辨证录》与傅山其他著作文辞特征、文笔风格之间的关系，言之有据，论之可鉴，是为厘清《女科》版本源流演变的一种重要方法和研究途径，对于最终解开《女科》著作权之争，还傅山《女科》著作权之本来面目及确定《女科》范本等研究均具有重要的意义。

目前，傅山学研究热正在海内外兴起，作为傅山学重要组成部分的傅山医学之基础文献研究尚属滞后，愿与作者共进互勉，继续为傅山医学文献研究用心着力，且乐为之序。戊子初冬王象礼序于山西省中医药研究院。

山西省中医药研究院
中医基础理论研究所　所　长
中华中医药学会
医史文献研究会　常务理事

王象礼
2008年11月23日

前　　言

傅山，字青主，山西太原阳曲西村人。生于明·万历三十五年丁未（1607），卒于于清·康熙二十三年甲子（1684）。傅氏博通经史百家，工于诗文书画，亦精通医药，为后人留下丰富的医学文字资料。《傅青主女科》（包括《产后编》在内）、《傅青主男科》（包括《小儿科》在内），传统上被认为是傅氏医学的代表作。尤其《傅青主女科》被读者视为妇科经典著作，一直受到临床医家推崇。

《傅青主男女科》（包括《傅青主男科》、《傅青主女科》）自刊刻问世以来，流传极广。截止到1991年底，《全国中医图书联合目录》记载：仅《女科》单行本已达67次，《男科》单行本30次，《男女科》合刊本也多达数十次。这些刊本所据底本不同，良莠不齐，时有讹误，使览者不知所从。为进一步推动傅山医学学术的深入研究，给广大中医临床工作者及文献研究者提供一个较好的版本，今取善本，略加点校，整理出版，以满足当前之需要。

本书所用《傅青主女科》以太邑友文堂刻本为底本，此本具体刊刻时间不详。《全国中医图书联合目录》

记载友文堂刻本为《女科》最早版本，但目前学术界认为此本应晚于道光七年丁亥（1827）张丹崖凤翔刊本。原书题名《女科全集》，共四卷，《女科》上下两卷，《产后编》上下两卷，卷首有"青主先生手著"六字。《女科》上下卷目录分别列于各卷卷前，《产后编》上下两卷无目录。为便于查找，今增补目录于书前。各卷卷尾均有"上党杨瑶林校字"。

本书所用《傅青主男科》以清·同治二年癸亥（1863）瑞祥仁刻本为底本。原书题名《男科》，上下两卷，卷首有"太原傅青主先生手著　瑞祥仁镌"。此本为《男科》最早版本，由介休王道平于同治二年十二月序刊印行。上下卷目录分列于卷前，下卷后附有西段屯捐款者名单，今删去不用。

此次整理出版之书，为太邑友文堂刻本和瑞祥仁刻本的白文本，这两个版本是《傅青主男女科》中最早和次早的极为珍贵和保存完好的版本。为保存底本的原始面貌，没有使用后世版本进行校勘，仅把原书中明显的误字予以改正并出注说明。底本中的繁体字、古今字、异体字，一律改用现代汉语的标准简化字。原书无标点，今采用国家颁布的《标点符号用法》予以标点。

由于水平所限，书中错漏在所难免，恳请读者批评指正。

特别感谢山西省中医药研究院基础所山西省傅山研

究专家王象礼所长、山西省中医药研究院基础所赵怀舟同志的支持与帮助。王所长在繁忙之中抽暇赐序，对傅山医学的研究必将起到积极的推进作用；感谢著名中医文献专家北京中医药大学钱超尘教授赐序。本书底本和书影由葛敬生先生提供。对上述各位专家谨致诚挚谢意！

卫云英

2008年10月于太原

傅山传

忻州志

傅山，字青主，别号石道人，霖之孙，明经之谟之子。幼颖异，读书十行并下，古今典籍，诸子百家，靡不淹贯，尤长于诗古文词，字法得二王之妙，兼工绘事，邃脉理，性至孝友。年十六为诸生，受知于学使袁袁山先生，后袁为直指诬奏，诏下狱，山乃赴阙伸冤，天下义之。甲申之变，遂弃青衿，游行大江以南，数年而返。焚其著作，日以医道活人，神奇变化，泄《素问》之秘。尝习静于州之文昌祠。迨康熙戊午，举博学鸿词，以老病恳辞，复授中书职衔，不受。海内士大夫至晋者咸慕其丰采，冀得一面以为荣。有购得其书画者，片纸只字，珍若供璧焉。从祀三立祠。子眉博闻强识，亦奇士也。

案先生世籍忻州，母贞耄君陈氏，娶亦陈氏，皆州之陈村名族。先生虽生于阳曲，而徜徉寄迹恒在于忻，不忘本也。昔王绩本龙门人，其五世祖自太原往，至绩则亲族几尽，而后之修太原郡志者，犹录东皋子传，况忻为先生桑梓往来之地，其田赋犹存乎！旧志偶遗，今急登诸人物以树终烈之望云。

傅征君事实

傅莲苏

征君讳山，字青主，一字公它，世为山西大同人，六世祖天锡，以春秋明经为临泉王府教授，始徙居太原忻州。曾祖朝宣，宁化王府仪宾、承务郎，正德十五年寓居太原。祖霖，登明嘉靖壬戌科进士，历官朝议大夫，遂籍阳曲。父之谟，明经。征君年十四，受知督学文太清先生。（先生讳翔凤，陕西三水县人，官至光禄卿。）十六食饩，为督学袁临侯先生器重，檄取读书三立书院。甲申，遭闯乱，弃青衿，号石道人。康熙戊午春，六科给事公荐博学鸿词，道人以老病恳辞。己未春，部议上赐内阁中书，学者称文贞先生。享寿八十岁，二十三年甲子夏卒。

征君性至孝。天启甲子，父离垢先生病剧，医药罔效。征君躬祷顺城关文昌庙，蒙帝君赐药，红黑十粒，灌之即愈。载征君《祈药灵应记》，仇犹史生绍唐梓行。顺治辛丑，居母贞毦君丧，卧苫寝块，饮粥不茹疏者百日，及葬，四方来会送数千余人。

征君友爱诸昆弟，先人遗产，为弟某荡费殆尽，征君无怨色。及弟殁，遗诸孤尚幼，仍抚之若己子，为毕婚。

征君年二十九岁失偶张，子某年甫五岁，即终身不再娶。

征君幼秉异质，过目成诵，十行并下。迨长，学益该博，凡古今典籍，诸子百家，靡不淹贯。工诗赋，善古文词，临池神似二王，且精绘事，为世推重。

崇祯丙子，督学袁公讳继咸被诬下诏狱，征君以诸生徒步诣阙讼冤，倾产无悔。袁诬既白，出督九江，屡遣使召，征君终不肯往，详见《马文忠公讳世奇山右义士传》。（武昌王孙某梓于楚）

征君诵读余暇，精岐黄术，登门问病者络绎不绝，贵贱一视之，从无倦容，珍视如神，全活甚众。

征君康熙戊午年，吏科给事李公（讳宗孔，大同人，寄籍淮扬）、兵科给事刘公（讳沛先，四川人），六科诸先生文章疏荐博学鸿词，征君以老辞，当事立逼就道，抵都门复以老病，具呈吏部恳辞，总宪魏公（蔚州人，讳象枢）代题，吏部验病免试。比归，奉旨："傅某文学素著，念其年迈，特授内阁中书，着悬扁优奖。"征君益闭户著书，终身不入城市。（阳曲令到西村，奉部文悬扁"凤阁蒲轮"四字，留而不悬起。）

征君名重当世，士大夫经晋境者，率皆纡道求见，冀得一面为荣。其事实载各志书。前任阳曲知县戴公（讳梦熊，浦口人），为之立传。既殁，朝野悲悼，各赠诔言挽章，私谥文贞□□。著有《周易偶释》、《周礼音辨条》、《春秋人名韵》、《春秋地名韵》、《国策人名韵》、《西汉人名韵》、《东汉人名韵》、《吕氏春秋韵》、《诸子注解》、《十三经字区》、《性史》等书稿，藏于家。

阳曲傅先生事略

〔清〕全祖望

朱衣道人者，阳曲傅山先生也。初字青竹，寻改字青主，或别署曰公它，亦曰石道人，又字啬庐。家世以学行师表晋中。

先生六岁啖黄精，不乐谷食，强之，乃复饭。少读书，上口数过即成诵。顾任侠，见天下且丧乱，诸号为荐绅先生者多腐恶不足道，愤之，乃坚苦持气节，不肯少与时婥婀。

提学袁公继咸为巡按张孙振所诬，孙振故奄党也。先生约其同学曹公良直等诣阙使，三上书讼之，不得达，乃伏阙陈情。时抚军吴公甡亦直袁，竟得雪，而先生以是名闻天下。马文忠公世奇为作传，以为裴瑜、魏劭复出。已而曹公任在兵科，贻之书曰："谏官当言天下第一等事，以不负故人之期。"曹公瞿然，即疏劾首辅宜兴及骆锦衣养性，直声大震。

先生少长晋中，得其山川雄深之气，思以济世自见，而不屑为空言。于是蔡忠襄公抚晋，时寇已亟，讲学于三立书院，亦及军政、军器之属。先生往听之，曰："迂哉！蔡公之言，非可以起而行者也。"甲申，梦天帝赐之黄冠，乃衣朱衣，居土穴以养母。次年，袁公自九江羁于燕邸，以难中诗贻先生，曰："晋士惟门下知我最深，盖棺不远，断不敢负知己，使异日羞称友生也。"先生得书恸哭，曰："公乎，吾亦安敢负公哉！"甲午，以连染遭刑戮，抗词不屈，绝粒九日，几死。门人有以奇计救之者，得免。然先生深自咤恨，以为不如速死之为愈，而其仰视天、俯画地者，并未尝一日止。凡如是者二十年。

天下大定，自是始以黄冠自放，稍稍出土穴与客接。然间有问学者，则告之曰："老夫学庄、列者也，于此间诸仁义事实羞道之，即强言之，亦不工。"又雅不喜欧公以后之文，曰："是所谓江南之文也。"平定张际者，亦遗民也，以不谨得疾死，先生抚其尸哭之曰："今世之醇酒妇人以求必死者，有几人哉！呜呼，张生！是与沙场之痛等也。"又自叹曰："弯强跃骏之骨，而以占毕朽之，是则埋吾血千年而碧不可灭者矣！"或强以宋诸儒之学问，则曰："必不得已，吾取同甫先生"。工书，自大小篆隶以下无不精，兼工画。尝自论其书曰："弱冠学晋唐人楷法，皆不能肖，及得松雪香山墨迹，爱其圆转流丽，稍临之，则遂乱真矣。"已而乃愧之曰："是如学正人君子者，每觉其觚棱难近降与匪人游，不觉其日亲者。松雪何尝不学右军，而结果浅俗至类驹王之无骨，心术坏而手随之也。"于是复学颜太师。因语人学书之法："宁拙毋巧，宁丑毋媚，宁支离毋轻滑，宁真率毋安排。"君子以为先生非止言书也。

先生既绝世事，而家传故有禁方，乃资以自活。其子曰眉，字寿髦，能养志。每日樵于山中，置书担上，休担则取书读之。中州有吏部郎者，故名士，访先生。既见，问曰："郎君安往？"先生答曰："少需之，且至矣。"俄而有负薪而归者，先生呼曰："孺子，来前肃客！"吏部颇惊。抵暮，先生令伴客寝，则与叙中州之文献，滔滔不置，吏部或不能尽答也。诘朝，谢先生曰："吾甚惭于郎君。"先生故喜苦酒，自称老蘖禅，眉乃自称曰小蘖禅。或出游，眉与子共挽车，暮宿逆旅，仍篝灯课读经、史、骚、选诸书。诘旦，必成诵始行，否则予杖。故先生之家学，大河以北，莫能窥其藩者。尝批欧公《集古录》曰："吾今乃知此老真不读书也。"

戊午，天子有大科之命，给事中李宗孔、刘沛先以先生荐。时先生年七十有四，而眉以病先卒。固辞，有司不可。先生称疾，有司乃令役夫异其床以行，二孙侍。既至京师三十里，以死拒不入城。于是益都冯公首过之，公卿毕至，先生卧床，不具迎送礼。蔚州魏公乃以其老病上闻，诏免试，许放还山。时征士中报罢而年老者恩赐以官，益都密请以先生与杜征君紫峰，虽皆未豫试，然人望也，于是亦特加中书舍人以宠之。益都乃诣先生曰："恩命出自格外，虽病，其为我强入一谢。"

先生不可。益都令其宾客百辈说之，遂称疾笃，乃使人舁以入。望见午门，泪涔涔下。益都强掖之使谢，则仆于地。蔚州进曰："止、止，是即谢矣。"次日遽归，大学士以下皆出城送之。先生叹曰："自今以还，其脱然无累哉！"既而又曰："使后世或妄以刘因辈贤我，且死不瞑目矣。"闻者咋舌。及卒，以朱衣黄冠殓。著述之仅传者曰《霜红龛集》十二卷，眉之诗亦附焉。眉诗名《我诗集》，同邑人张君刻之宜兴。

先生尝走平定山中为人视疾，失足堕崩崖，仆夫惊哭曰："死矣！"先生旁皇四顾，见有风峪甚深，中通天光，一百二十六石柱林立，则高齐所书佛经也。摩挲视之，终日而出，欣然忘食。盖其嗜奇如此。惟顾亭林之称先生曰："萧然物外，自得天机。"予则以为是特先生晚年之踪迹，而尚非其真性所在。卓尔堪曰："青主盖时时怀翟义之志者。"可谓知先生者矣。

吾友周君景柱守太原，以先生之行述请，乃作事略一篇致之，使上之史馆。予固知先生之不以静修自屈者，其文当不为先生之所唾，但所惭者，未免为江南之文尔。

目　录

傅青主男科

序 …………………………………………………… 3
明生员傅先生山传 ………………………………… 5
铁城寄傅青主 ……………………………………… 8
征君傅山传 ………………………………………… 9

男科上卷 …………………………………………… 10
　伤寒门 …………………………………………… 10
　　初病说 ………………………………………… 10
　　伤风 …………………………………………… 10
　　伤寒 …………………………………………… 10
　　外感 …………………………………………… 11
　　伤食 …………………………………………… 11
　　疟疾 …………………………………………… 11
　　伤暑 …………………………………………… 12
　　大满 …………………………………………… 12
　　发汗 …………………………………………… 12
　　寒热真假辨 …………………………………… 13

乍寒乍热辨 …………………… 13

真热症 ………………………… 13

真寒症 ………………………… 14

假热症 ………………………… 14

假寒症 ………………………… 15

真热假寒 ……………………… 15

真寒假热 ……………………… 15

上热下寒 ……………………… 16

循衣撮空 ……………………… 16

阴虚双蛾 ……………………… 16

结胸 …………………………… 17

扶正散邪汤 …………………… 17

火症门 ……………………… 17

泻火汤总方 …………………… 17

火症 …………………………… 18

火越 …………………………… 18

燥症 …………………………… 18

治火丹神方 …………………… 19

消食病 ………………………… 19

痿症 …………………………… 19

痿症 …………………………… 19

郁结门 ····································· 20
开郁 ····································· 20
关格 ····································· 20

虚痨门 ····································· 21
痨症虚损辨 ····································· 21
内伤发热 ····································· 21
未成痨而将成痨 ····································· 22
阳虚下陷 ····································· 22
阴虚下陷 ····································· 22
阴虚火动夜热昼寒 ····································· 23
阴寒无火 ····································· 23
过劳 ····································· 23
日重夜轻 ····································· 24
夜重日轻 ····································· 24
阴邪兼阳邪 ····································· 25
气血两虚 ····································· 25
气虚胃虚 ····································· 25
气虚饮食不消 ····································· 26
血虚面色黄瘦 ····································· 26
肺脾双亏 ····································· 27
肝肾两虚 ····································· 27
心肾不交 ····································· 28

精滑梦遗 …………………………… 28

夜梦遗精 …………………………… 29

遗精健忘 …………………………… 29

倒饱中满 …………………………… 30

久虚缓补 …………………………… 30

补气 ………………………………… 31

补血 ………………………………… 31

出汗 ………………………………… 31

瘘症 ………………………………… 31

痰嗽门 …………………………… 32

初病之痰 …………………………… 32

已病之痰 …………………………… 33

久病之痰 …………………………… 33

滞痰 ………………………………… 34

湿痰 ………………………………… 34

寒痰 ………………………………… 35

热痰 ………………………………… 35

老痰 ………………………………… 35

顽痰 ………………………………… 35

水泛为痰 …………………………… 36

中气又中痰 ………………………… 36

湿嗽 ………………………………… 36

久嗽 ··· 37

久嗽 ··· 37

肺嗽兼补肾 ··· 38

喘症门 ··· 38

气治法 ·· 38

气喘 ··· 39

实喘 ··· 39

虚喘 ··· 40

气短似喘 ··· 40

抬肩大喘 ··· 41

肾寒气喘 ··· 41

肾火扶肝上冲 ······································ 41

假热气喘吐痰 ······································ 42

喘嗽 ··· 42

贞元饮 ·· 43

吐血门 ··· 43

阳症吐血 ··· 43

大怒吐血 ··· 43

吐血 ··· 44

吐白血 ·· 44

血不归经 ··· 45

三黑神奇饮 ·· 45

呕吐门 …… 46

 脾胃症辨 …… 46

 反胃大吐 …… 46

 寒邪犯肾大吐 …… 47

 呕吐 …… 47

 火吐 …… 48

 寒吐 …… 48

 胃吐 …… 48

 反胃 …… 49

 反胃 …… 49

 胃寒 …… 49

 肾寒吐泻,心寒胃弱 …… 49

臌症门 …… 50

 水臌 …… 50

 气臌 …… 50

 虫臌 …… 51

 血臌 …… 51

水症门 …… 52

 水肿 …… 52

 呃逆 …… 52

 水结膀胱 …… 53

湿症门 ························ 53
　黄症 ························ 53
　瘅症 ························ 53
　伤湿 ························ 54
　脚气 ························ 54

男科下卷 ························ 55
泄泻门 ························ 55
　泻甚 ························ 55
　水泻 ························ 55
　火泻 ························ 55
　水泻 ························ 56
　泄泻吞酸 ························ 56
痢疾门 ························ 57
　火邪内伤辨 ························ 57
　痢疾 ························ 57
　血痢 ························ 58
　寒痢 ························ 58
大小便门 ························ 58
　大便不通 ························ 58
　实症大便不通 ························ 59
　虚症大便不通 ························ 59

小便不通 …………………………………… 59

大小便不通 ………………………………… 60

厥症门 ……………………………………… 60

寒厥 ………………………………………… 60

热厥 ………………………………………… 61

尸厥 ………………………………………… 61

厥症 ………………………………………… 62

气虚①猝倒 ………………………………… 62

阴虚猝倒 …………………………………… 62

阳虚猝倒 …………………………………… 63

肾虚猝倒 …………………………………… 63

大怒猝倒 …………………………………… 64

中风不语 …………………………………… 64

口眼歪邪 …………………………………… 65

半身不遂 …………………………………… 66

半身不遂，口眼歪邪 ……………………… 66

痫症 ………………………………………… 66

癫狂门 ……………………………………… 67

癫狂 ………………………………………… 67

发狂见鬼 …………………………………… 67

发狂不见鬼 ………………………………… 68

---

① 气虚：原作"内伤"，据文义改。后正文同此。

狂症 …………………………………… 68

寒狂 …………………………………… 68

怔忡惊悸门 …………………………………… 69

怔忡不寐 …………………………………… 69

心惊不安，夜卧不睡 …………………………………… 69

恐怕 …………………………………… 70

神气不宁 …………………………………… 70

腰腿肩臂手足疼痛门 …………………………………… 71

满身皆痛 …………………………………… 71

腰痛 …………………………………… 71

腰痛 …………………………………… 72

腰痛 …………………………………… 72

腰腿筋骨痛 …………………………………… 72

腰痛足亦痛 …………………………………… 72

腿痛 …………………………………… 73

两臂肩膊痛 …………………………………… 73

手足痛 …………………………………… 74

胸背、手足、颈项、腰膝痛 …………………………………… 74

背骨痛 …………………………………… 74

腰痛兼头痛 …………………………………… 75

心腹痛门 …………………………………… 75

心痛辨 …………………………………… 75

寒痛 …………………………………… 75

热痛 …………………………………… 76

久病心痛 ……………………………… 76

久病心痛 ……………………………… 76

腹痛 …………………………………… 77

腹痛 …………………………………… 77

冷气心腹痛 …………………………… 77

胃气痛 ………………………………… 77

麻木门 ………………………………… 78

手麻木 ………………………………… 78

手麻 …………………………………… 78

手足麻木 ……………………………… 78

木 ……………………………………… 79

腿麻木 ………………………………… 79

两手麻木，困倦嗜卧 ………………… 79

浑身麻木 ……………………………… 79

麻木痛 ………………………………… 80

足弱 …………………………………… 80

筋缩 …………………………………… 80

胁痛门 ………………………………… 81

两胁有块 ……………………………… 81

左胁痛 ………………………………… 81

右胁痛	81
左右胁俱痛	82
两胁走注	82
胁痛身热	82
胁痛	82
胁痛咳嗽	83

浊淋门 …… 83

二浊五淋辨	83
淋症	83
浊症	83

肾病门 …… 84

阳强不倒	84
阳痿不举	84
尿血又便血	85
疝气	85
肾子痛	85
偏坠	86

杂方 …… 86

病在上而求诸下	86
病在下而求诸上	86
疮毒	87
头面上疮	87

身上手足之疮疽 …………………………… 87

统治诸疮 ……………………………………… 88

黄水疮 ………………………………………… 88

手汗 …………………………………………… 88

饮砒毒 ………………………………………… 88

补肾 …………………………………………… 89

嚏喷法 ………………………………………… 89

破伤风 ………………………………………… 89

疯狗咬伤 ……………………………………… 89

小儿科 …………………………………………… 90

色 ……………………………………………… 90

脉 ……………………………………………… 90

三关 …………………………………………… 90

不食乳 ………………………………………… 91

脐不干 ………………………………………… 91

山根 …………………………………………… 91

发热 …………………………………………… 92

感冒风寒 ……………………………………… 93

惊风 …………………………………………… 93

惊风 …………………………………………… 93

痢疾 …………………………………………… 94

泄泻 …………………………………………… 94

寒泻 ·················· 94

吐 ···················· 95

咳嗽 ·················· 95

疳症 ·················· 95

口疳流水口烂神方 ········ 95

疳症泻痢眼障神效方 ······ 96

疟疾 ·················· 96

便虫 ·················· 96

积虫 ·················· 96

痘症回毒或疔肿 ········ 97

痘疮坏症已黑者 ········ 97

急慢风 ················ 97

治火丹神方 ············ 98

傅青主先生手著《女科》①

产后以补气血为主 ······ 99

胎漏胎动 ·············· 99

子悬 ················· 100

白带 ················· 100

产妇气喘腹痛 ········· 100

产妇呕吐下痢 ········· 101

血崩 ················· 101

---

① 《女科》增补数条无目录,今据正文内容增补。

产后大喘大汗 …………………………… 101
产后亡阳发狂 …………………………… 102
产门症 …………………………………… 102
打死胎 …………………………………… 102

傅青主女科

序 …………………………………………… 105

女科上卷 目录共三十八条，三十九症，四十一方 …… 107

带下 …………………………………………… 107

白带下[①]完带汤 …………………………… 107
青带下加减逍遥散 ………………………… 109
黄带下易黄汤 ……………………………… 110
黑带下利火汤 ……………………………… 111
赤带下清肝止淋汤 ………………………… 113

血崩 …………………………………………… 114

昏暗固本止崩汤 …………………………… 114
年老血崩加减当归补血汤 ………………… 116
少妇血崩固气汤 …………………………… 117
交感血出引精止血汤 ……………………… 118

---

① 白带下：原无"下"，据正文加。带下门皆同此。

郁结血崩 平肝开郁止血汤 ·············· 119

闪跌血崩 逐瘀止血汤 ·················· 120

血海太热血崩 清海丸 ·················· 121

鬼胎 ·· 122

妇人鬼胎 荡鬼汤、红花霹雳散 ········ 122

室女鬼胎 荡邪散、调正汤 ············ 124

调经 ·· 126

经水先期 水火太旺清经散、火旺水亏两地汤 ··· 126

经水后期 温经摄血汤 ················· 127

经水前后无定期 定经汤 ··············· 128

经水数月一行 助仙丹 ················· 129

年老经水复行 安老汤 ················· 131

经水忽来忽断时疼时止 加味四物汤 ····· 132

经水未来腹先疼 宣郁通经汤 ·········· 133

行经后小腹疼痛 调肝汤 ··············· 134

经前腹疼吐血 顺经汤 ················· 134

经水将来脐下先疼痛 温脐化湿汤 ······ 135

经水过多 加减四物汤 ················· 137

经前先泄水 健固汤 ···················· 138

经前大便下血 顺经两安汤 ············ 139

年未老经水断 益精汤 ················· 140

种子 …… 142
　　身瘦不孕养精种玉汤 …… 142
　　胸满不思食不孕并提汤 …… 143
　　下部冰冷不受孕温胞饮 …… 145
　　胸满少食不受孕温土毓麟汤 …… 146
　　少腹急迫不受孕宽带汤 …… 147
　　嫉妒不孕开郁种玉汤 …… 148
　　肥胖不受孕加味补中益气汤 …… 150
　　骨蒸夜热不受孕清骨滋肾汤 …… 151
　　腰酸腹胀不受孕升带汤 …… 153
　　便涩腹胀足浮肿不受孕化水种子汤 …… 154

女科下卷目录共三十九条，四十一症，四十二方，二法 …… 156
妊娠 …… 156
　　妊娠恶阻[1]顺肝益气汤、疏肝化滞汤[2] …… 156
　　妊娠浮肿加减补中益气汤 …… 158
　　妊娠少腹疼安奠二天汤 …… 159
　　妊娠口干咽疼润燥安胎汤 …… 160
　　妊娠吐泻腹疼援土固胎汤 …… 161
　　妊娠子悬胁疼解郁汤 …… 163

---

[1] 妊娠恶阻：原无"妊娠"，据正文加，后妊娠门均同此。
[2] 疏肝化滞汤：原无，据正文加。

妊娠跌损救损安胎汤 ················· 164

妊娠小便下血病名胎漏助气补漏汤 ········· 165

妊娠子鸣扶气止啼汤 ················ 166

妊娠腰腹疼渴汗躁狂即子狂息焚安胎汤 ······· 167

妊娠中恶消恶安胎汤 ················ 168

妊娠多怒堕胎利气泄火汤 ·············· 169

小产 ························· 171

行房小产①固气填精汤 ··············· 171

跌闪小产②理气散瘀汤 ··············· 172

大便干结小产加减四物汤 ·············· 173

畏寒腹疼小产黄芪补气汤 ·············· 174

大怒小产引气归血汤 ················ 175

难产 ························· 177

血虚难产③送子丹 ················· 177

交骨不开难产降子汤 ················ 178

脚手先下难产转天汤 ················ 179

气逆难产舒气汤 ·················· 180

子死产门难产救母丹 ················ 182

子死腹中难产疗儿散 ················ 183

---

① 小产：原作"不慎"，据正文改。
② 跌闪小产：原作"跌闪"，据正文加。后小产门均同此。
③ 血虚难产：原作"血虚"，据正文加。后难产门均同此。

正产……………………………………………………… 184

　　正产胞衣不下①送胞汤、补中益气汤 ……………… 184

　　正产气虚血晕补气解晕汤 ………………………… 186

　　正产血晕不语刺眉心穴法、独参汤、当归补血汤……… 187

　　正产败血攻心晕狂安心汤 ………………………… 188

　　正产肠下补气升肠汤、草麻仁提法 ………………… 189

产后……………………………………………………… 191

　　产后少腹疼②血瘀散结定疼汤、血虚肠宁汤 ………… 191

　　产后气喘救脱活母汤 ……………………………… 192

　　产后恶寒身颤十全大补汤 ………………………… 194

　　产后恶心呕吐温肾止呕汤 ………………………… 195

　　产后血崩救败求生汤 ……………………………… 196

　　产后手伤胞胎淋漓不止完胞饮 …………………… 197

　　产后四肢浮肿转气汤 ……………………………… 198

　　产后肉线出两收汤 ………………………………… 199

　　产后肝痿收膜汤 …………………………………… 200

　　产后气血两虚乳汁不下通乳丹 …………………… 201

　　产后郁结乳汁不通通肝生乳汤 …………………… 202

---

① 正产胞衣不下：原作"胞衣不下"，据正文加。后正产门均同此。
② 产后少腹疼：原作"少腹疼"，据正文加。

产后编上 …………………………………… 204
  产后总论 …………………………………… 204
    正产 ………………………………………… 205
    伤产 ………………………………………… 206
    调产 ………………………………………… 206
    催生 ………………………………………… 206
    冻产 ………………………………………… 207
    热产 ………………………………………… 207
    横产 ………………………………………… 207
    盘肠产 ……………………………………… 208
    难产 ………………………………………… 208
    死产 ………………………………………… 208
    下胞 ………………………………………… 209
    断脐 ………………………………………… 209
    治产秘验良方 ……………………………… 210
    新产治法 …………………………………… 211
    产后用药十误 ……………………………… 212
    产后寒热 …………………………………… 213
    胎前患伤寒、疫症、疟疾、堕胎等症 ………… 213
  产后诸证治法 ……………………………… 214
    血块 ………………………………………… 214
    血晕 ………………………………………… 216

厥症 …………………………………… 218

血崩 …………………………………… 219

气短似喘 ……………………………… 220

妄言妄见 ……………………………… 221

伤食 …………………………………… 223

忿怒 …………………………………… 224

类疟 …………………………………… 225

类伤寒二阳症 ………………………… 226

类伤寒三阴症 ………………………… 227

类中风 ………………………………… 229

类痉 …………………………………… 230

出汗 …………………………………… 230

盗汗 …………………………………… 231

口渴兼小便不利 ……………………… 232

遗尿 …………………………………… 233

产后编下 …………………………… 234

误破尿脬 ……………………………… 234

患淋 …………………………………… 234

便数 …………………………………… 235

泻 ……………………………………… 236

完谷不化 ……………………………… 237

痢	238
霍乱	240
呕逆不食	241
咳嗽	242
水肿	243
流注	244
膨胀	245
怔忡惊悸	247
骨蒸	248
心痛	249
腹痛	250
小腹痛	250
虚劳	251
遍身疼痛	251
腰痛	252
胁痛	252
阴痛	253
恶露	254
乳疯	255
风甚	256
不语	257
补集	257

附　录

傅山医事鸟瞰……………………………………… 263
傅青主、陈士铎医著关系150年论争史综述……… 285
《傅青主女科》与《辨证录》内容及语言考察…… 321
后记………………………………………………… 336

傅青主男科

序

世传先生字不如诗，诗不如画，画不如医，医不如人。先生之高远，固不可以区区之医见也。而先生有所著《性史》、《十三经字区》、《周易偶释》、《周礼音辨条》、《春秋人名韵》、《地名韵》、《两汉人名韵》等书，不概见于世。虽欲言先生之高，莫之由也。今读先生之传，想先生之为人，岂非所谓天子不得臣，诸侯不得友者欤？先生有《女科》传于世，平尝遵治，家人妇女无一不效。尝语人曰：先生《女科》神乎神矣！惜未有《男科》传焉。或谓：子不闻谚乎？"能治十男子，不治一女人。"女科难，男科易，故有传有不传耳。似也，而心疑之。癸亥秋，有邦定罗公持先生《男科》、《小儿科》以相示，平见而奇之，究其所从来？罗曰：道光初年，余家刻印先生《女科》。是时，平定州孙毓芝先生为余家西席，由平定州携至舍下，余抄之，藏笥已四十余年矣。今有乡人生产，胎衣不下，求方于余，余搜《女科》而得此。因子好《女科》，而特为相示。平受而读之，读而抄之，且欲板之，奈心余力又迟迟者。久之，是冬十月，有宝翰罗公、正南王公、书铭安公、敦友罗公，亦善此书。于是，各捐板资于亲友，以共成其事。愿仁人君子，勿视此为易易。先生此书，只言病之形，不论病之脉，明白显易，使人一望而即知其病是寒是热，属实属虚，真深入显出，似易而实难也。非深精脉理，不能为此。先生盖精于岐黄而通以儒义，不囿于叔和、丹溪之言，而独有所见，探古人未探之本，传古人未传之妙，实大有益于人世，能救死于呼吸间也。平本才疏学浅，见小识寡，不足为先生序，且不敢为先生序。而今竟序之者，盖十一月二十三日已诣，平邑古陶书院求序于松凫徐大人，而徐大人赴省公干。梓人索序，而待观者又欲亟成其书，无奈序之，亦不过序其稿之所由来，板之所由成耳。世有能文之士，弃此而重为之序，是所至祷！

同治二年十二月　康衢王道平识

明生员傅先生山传

提督学政稽曾筠撰

　　傅先生名山，字青主，一字公它，阳曲人。祖霖，官山东辽海参议。父之谟，明经授徒，号离垢先生。山生而颖异，读书十行并下，过目辄能成诵。年十四，督学文太青拔入庠。继文者，袁临侯先生继咸也。一见深器之，准食饩。檄取读书"三立书院"，时时以道学相期许。山益发愤下帷。袁每云："山，文诚佳，恨未脱山林气耳。"崇祯丙子，继咸为直指张孙振诬诋下狱，山徒步走千里外，伏阙诉冤。孙振怒，大索山，山敝衣褴褛，转徙自匿，百折不回，继咸冤得白。当是时，山义声闻天下。后继咸官南方，数招山，山终不往。

　　国朝定鼎，自九江执继咸北上，山乃潜入都，密候继咸起居。继咸见杀，山收其遗藁而归。山性至孝，父之谟病笃，朝夕稽颡于神，愿以身代。旬日父愈，人谓孝通神明，不异黔娄云。执亲丧，哀毁特甚，苫块米饮，不茹蔬果。友爱诸季，先人遗产，弟荡费强半，终身无怨色。弟殁，抚遗孤过于己子。失偶时年二十七，子眉甫五龄，旁无妾媵，誓不复娶。于里党姻戚，竭力赒其缓急，为人分别有让，恭俭下人。与人言依于忠孝，谋事要于诚实。盖其敦厚彝伦，根本自然，非有强也。自李自成犯京师，明庄烈皇帝殉国，山遂绝意进取，弃青衿为黄冠，号石道人。蓰衣草履，时遨游于平定、祁汾间，所至有墨痕笔迹。工诗赋，善古文词，临池得二王神理，该博古今典籍，百家诸子，靡不淹贯。大叩大鸣，小叩小鸣，复自托绘事写意，曲尽其妙。精岐黄术，邃于脉理，而时通以儒义，不拘拘于叔和、丹溪之言。踵门求医者户常满，贵贱一视之。家故饶，至是渐益窭，安贫乐道泊如也。屋舍田园，多为细人窃据，概置不问。康熙戊午，诏举博学宏词，廷臣交章荐山，山坚以老病辞。当事者立迫就道，道称股病不能行，肩舆舁入都，卧旅邸不赴试。满汉王公九卿、贤士大夫，下逮马医夏畦、市井细民，莫不重山行义。就见者罗溢其门，子眉送迎常不及。山但敏倚榻上言："衰老不可为礼。"诸贵人益以此重山，弗之怪也。明年三月，吏部验病入告，奉旨：傅山文学素著，念其年迈，特授内阁中书，着地方官存问，遂得放归。归愈澹泊，自甘僻居远村，不入城府。然钦其名者益众，率纡道往见，冀得一面为荣。又六年卒，远近会葬者，数千百人。山所著有《性史》、《十三经字区》、《周易偶释》、《周礼音辨条》、《春秋人名韵》、《地名韵》、《两汉人名韵》等书。

稽礼斋曰：昔者尝怪先生值尧舜之世，笃志高尚，恳辞征辟，何其果也！及读汉史，见周党、王霸之为人，初不辱于新莽，建武复辟，连征不起，乃知士各有志，先生盖有道而隐者也。彼诚见夫有明末季，上下交征利，卒灭亡于寇盗之手，故已心寄夫长林丰草矣，宁复以青紫为荣耶？至若义白知己之冤，其贤于世之平居师友相亲慕。临难背负，不一引手救，漠然若不相识者，亦远矣。古云：民生于三，事之如一，惟其所在，则致死焉。先生真无愧哉！

赞曰：于惟先生，得圣之清，讼冤奔讣，蒙难不惊。辞荣却聘，先民是程，功在名教，百世景行。

铁城寄傅青主

附札二首　附录《霜红龛集》　宜春袁继咸袁山

独子同忧患，于今乃别离，乾坤留古道，生死见心知。贯械还余草，传灯不以诗，悠悠千载业，努力慰相思。

江州求死不得，至今只得为其从容者。闻黄冠入山养母，甚善！此时不可一步出山也。有诗一册，付曲沃锡珽，属致门下藏之山中矣。可到未？乙酉冬季。

前诗到未？若未到门下，不可往取。可属西河曹孝廉缓颊取之，必藏之门下。所目今著《经观》、《史观》二书，《经观》薄就矣，《史观》尚未竟，不知能终竟此业否？晋士惟门下知我甚深！不远盖棺，断不敢负门下之知，使异日羞称袁继咸为友生也。丙寅初秋

征君傅山传

附录《池北偶谈》　济南王士禛贻上著

征君傅山，字青主，一字公佗，太原府人。母梦老比丘而生，生复不啼。一瞽僧至门云："既来，何必不啼？"乃啼。六岁食黄精，不乐谷食，强之，乃复食。读十三经、诸子史，如宿通者。崇祯十年，袁临侯继咸，督学山西，为巡按御史张孙振诬劾被逮。山，橐饘左右，伏阙上书，白其冤。谕德马君常世奇，作《山右二义士传》（谓山与汾阳薛宗周），比之裴瑜、魏劭。乱后，梦天帝赐黄冠衲衣，遂为道士装。医术入神，有司以医见则见，不然不见也。康熙戊午，征聘至京师，以老病辞。己未，与范阳杜樾，俱授内阁中书舍人，归里。山，工八分隶及金石篆刻，画入逸品。子，眉，字寿髦，亦工画，作古赋数十篇。常鬻药四方，儿子共挽车，暮抵逆旅，辄篝灯课读经史骚赋选诸书，诘旦成诵乃行，否即与杖。

男科上卷

傅青主先生手著　介休王道平校字

伤寒门

初病说

凡病初起之时，用药原易奏功，无如世人看不清症，用药错乱，往往致变症蜂起。苟看病清，用药当，何变症之有？

伤　风

凡人初伤风，必然头痛身痛，咳嗽痰多，鼻流清水，切其脉必浮。方用：

荆芥　防风　柴胡　黄芩　半夏　甘草各等分　水煎服。一剂即止，不必再剂也。

伤　寒

凡伤寒初起，鼻塞目痛，项强头痛，切其脉，必浮紧。方用：

桂枝　干葛　陈皮　甘草各等分　水煎服。一剂即愈。

外　感

凡人外感，必然发热。方用：

柴胡　黄芩　荆芥　半夏　甘草各等分　水煎服。

四时不正之气来犯人身，必然由皮毛而入荣卫，故用柴胡、荆芥，先散皮毛之邪，邪既先散，安得入内？又有半夏以祛痰，使邪不得挟痰以作祟；黄芩以清火，使邪不得挟火以作殃；甘草调药以和中，是以邪散而无伤于正气也。若内伤之发热，则不可用此方。

伤　食

凡伤食，必心中饱闷，见食则恶，食之转痛也。方用：

白术一钱　茯苓一钱　枳壳一钱　谷芽二钱　麦芽二钱　山楂二十个　神曲五钱　半夏一钱　甘草五分　砂仁三粒　水煎服。一剂快，二剂愈。

疟　疾

方用遇仙丹：

生军六两　槟榔三两　三棱三两　莪术三两　黑丑三两　白丑三两　木香二两　甘草一两

水丸。遇发日，清晨温水化三四丸，寻以温米饭补之。忌生冷、鱼腥、荞面。孕妇勿服。

伤　暑

人感此症，必然头晕、口渴、恶热，甚则痰多、身热、气喘。方用：

人参一钱　白术五钱　茯苓三钱　甘草一钱　青蒿一两　香薷三钱　陈皮一钱　水煎服，一剂愈。

大　满

此邪在上焦，壅塞而不得散也。方用：

瓜蒌一个,捣碎　枳壳三钱　天花粉三钱　栀子二钱　陈皮三钱　厚朴钱半　半夏一钱　甘草一钱　水煎服。

此方之妙，全在用瓜蒌，能去胸膈之食而消上焦之痰；况又佐以枳壳、花粉，同是消中圣药；又有厚朴、半夏，以消胃口之痰；尤妙在甘草，使群药留中而不速下，则邪气不能久存而散矣。

发　汗

凡人邪居腠理之间，必须用汗药以泄之。方用：

荆芥一钱　防风一钱　甘草一钱　桔梗一钱　苏叶一钱　白术五钱　云苓三钱　陈皮五分　水煎服。

此方妙在君白术。盖人之脾胃健，而后皮毛腠理始得开合自如。白术健脾去湿而邪已难存，况有荆、防、苏、梗，以表散之乎！

寒热真假辨

真热症：口干极而呼水，舌燥极而开裂，生刺喉痛，日夜不已，大热烙手而无汗也。

真寒症：手足寒久而不回，色变青紫，身战不已，口噤，出声而不可禁也。

假热症：口虽渴而不甚，舌虽干而不燥，即燥而无芒刺纹裂也。

假寒症：手足冰冷而有时温和，厥逆身战亦未太甚，而有时而安，有时而搐是也。

乍寒乍热辨

病有洒淅恶寒而后发热者，盖阴脉不足，阳往从之；阳脉不足，阴往乘之。何谓阳不足？寸脉微，名曰阳不足，阴气上入阳中，则恶寒也。何谓阴不足？尺脉弱，名曰阴不足，阳气下陷阴中，则发热也。凡治寒热，用柴胡升阳气，使不下陷阴中，则不热也；用黄芩降阴气，使不升入阳中，则不寒也。

真 热 症

方用：

麻黄 三钱　当归 五钱　黄连 三钱　黄芩 三钱　石膏 三钱

知母三钱　半夏三钱　枳壳二钱　甘草一钱　水煎服。一剂轻，二剂愈。

真寒症

方用：

附子三钱　肉桂一钱　干姜一钱　白术五钱　人参一两

水煎服。急救之。此乃真中寒邪，肾火避出躯壳之外，而阴邪之气直犯心宫，心君不守，肝气无依，乃发战发噤，手足现青色。然则，用桂、附、干姜逐其寒邪，足矣！何用参、术？即用，何至多加？盖元阳飞越，只一线之气未绝，纯用桂、附、干姜一派辛辣之药，邪虽外逐，而正气垂绝，若不多加参、术，何以反正气于若存若亡之际哉？

假热症

方用：

黄连三钱　当归三钱　白芍三钱　半夏三钱　茯苓三钱
柴胡二钱　栀子二钱　枳壳一钱　菖蒲三分　水煎服。

此方妙在，用黄连入心宫，佐以栀子，直刀直入，无邪不散；柴胡、白芍又塞敌运粮之道；半夏、枳壳斩杀党余，中原既定，四隅不战而归。然火势居中，非用之得法，则贼势弥张，依然复入。又加菖蒲之辛热，乘热饮之，则热喜热，不致相反，而更相济也。

假寒症

方用：

肉桂一钱　附子一钱　人参三钱　白术五钱　猪胆汁半个　苦菜汁十三匙　水三杯，煎一杯，冷服。

将药并器放冷水中，激凉入胆，菜汁调匀，一气服之。方中全是热药，倘服不如式，必然虚火上冲，将药呕出。必热药凉服，已足顺其性，况下行又有二汁之苦，以骗其假道之防也哉！

真热假寒

此症身外冰冷，身内火炽，发寒发热，战栗不已，乃真热反现假寒之象以欺人也。法当用三黄汤，加石膏、生姜，乘热饮之；再用井水以扑其心，至二三十次，内热自止，外之战栗亦若失矣；后用元参、麦冬、白芍各二两煎汤，任其恣饮，后不再甚也。

真寒假热

此症下部冰冷，上部大热，渴欲饮水，下喉即吐，乃真寒反现假热之形以欺人也。法当用八味汤，大剂探冷与服。再令人以手擦其足心，如火之热，不热不已，以大热为度。用吴萸一两，附子一钱，麝香三分，以少许白面入之，打糊作膏，贴足心，少顷必睡，醒来下部热而上之火息矣。

上热下寒

此症上焦火盛，吐痰如涌泉，面赤喉痛，上身不欲盖衣，而下身冰冷，此上假热而下真寒也。方用：

附子一个　熟地半斤　山萸四两　麦冬一两　茯苓三两　五味子一两　丹皮三两　泽泻三两　肉桂一两

水十碗，煎三碗，探冷与服。二渣再用水三碗，煎一碗，一气服之，立刻安静。此上病下治之法也。

循衣撮空

此症非大实则大虚，当审其因，察其脉，参其症而分黑白矣。实而便秘者，大承气汤；虚而便滑者，独参汤；厥逆者，加附子。

阴虚双蛾

方用：

附子一钱，盐水炒。每用一片，含口中，后以六味地黄汤，大剂饮之。

外治法：引火下行，用附子一个为末，醋调，贴涌泉穴；或吴萸一两，白面五钱，水调，贴涌泉穴，急针刺少商穴，则咽喉有一线之路矣。

结 胸

此伤寒之变症也。伤寒邪火正炽，不可急与饮食，饮食而成此者。方用：

瓜蒌一个,捶碎　甘草一钱　水煎服。勿迟。

瓜蒌乃结胸之圣药。常人服之，必至心如遗落；病人服之，不畏其虚乎？不知结胸之症，是食在胸中，非大黄、枳壳、槟榔、厚朴所能祛逐，必得瓜蒌，始得推荡开脾，少加甘草以和之，不至十分猛烈也。

扶正散邪汤

人参一钱　白术三钱　茯苓三钱　柴胡三钱　半夏一钱　甘草一钱　水煎服。

此方专治正气虚而邪气入之者，如头痛发热、右寸脉大于左寸口者，急以此方投之，无不痊愈。

火 症 门

泻火汤总方

栀子三钱　白芍五钱　丹皮三钱　元参二钱　甘草一钱　水煎服。

心火，加黄连一钱；胃火，加生石膏三钱；肾火，加黄柏、知母各一钱；肺火，加黄芩一钱；大肠火，加地榆一钱；小肠火，加天冬、麦冬各一钱；膀胱火，加泽泻三钱。治火何独治肝经？盖肝属木，最易生火，肝火散，则诸经之火俱散。但散火必须用下泄之药，而使火之有出路也，则得矣。

火 症

真火症初起，必大渴引饮，身有斑点，或身热如焚，或发狂乱语。方用：

石膏三钱　知母三钱　元参一两　甘草三钱　升麻三钱　麦冬一两　半夏三钱　竹叶一百片　水煎服。一剂少止，三剂愈。

火 越

此乃胃火与肝火共腾而外越，不为丹毒，即为痧疹，非他火也。方用：

元参一两　干葛三两　升麻三钱　青蒿三钱　黄芪三钱　水煎服。

此方妙在用青蒿，肝胃之火俱平，又佐以群药重剂，而火安有不灭者乎？治小儿亦效。

燥 症

此症初起，喉干口渴，干燥不吐痰，干咳嗽不已，面色日红，不畏风吹者是也。方用：

麦冬五钱　元参五钱　桔梗三钱　甘草一钱　陈皮三分
百部八分　花粉一钱　水煎服。

治火丹神方

丝瓜子一两　柴胡一钱　元参一两　升麻一钱　当归五钱
水煎服。小儿服之，亦效。

消食病

此火盛之症，大渴引饮，呼水自救，朝食即饥，或夜食不止。方用：

元参一两　麦冬五钱　生地三钱　竹叶三十片　菊花二钱
白芥子二钱　丹皮二钱　陈皮五分　水煎服。

痿　症

不能起床，已成废人者，此乃火盛内炽，肾水熬干。治法宜降胃火而补肾水。方用降补汤：

熟地一两　元参一两　甘菊花五钱　麦冬一两　生地五钱
车前子二钱　人参三钱　沙参五钱　地骨皮五钱　水煎服。

痿　症

人有两足无力，不能起立，而口又健饭，少饥即头面皆热，咳嗽不已，此亦痿症。方用起痿至神汤：

熟地—两　元参—两　山药—两　菊花—两　当归五钱　白芍五钱　人参五钱　神曲二钱　白芥子三钱　水煎服。三十剂而愈。

郁结门

开　郁

如人头痛身热，伤风咳嗽，或心不爽，而郁气蕴于中怀；或气不舒，而怒气留于胁下，断不可用补药。方用：

当归三钱　白芍五钱　柴胡—钱　半夏二钱　枳壳—钱　甘草—钱　白术二钱　丹皮—钱　薄荷—钱　水煎服。

头痛，加川芎一钱；目痛，加蒺藜一钱、菊花一钱；鼻塞，加苏叶一钱；喉痛，加桔梗二钱；肩背痛，加枳壳、羌活；两手痛，加姜黄或桂枝一钱；腹痛不可按者，加大黄二钱；按之而不痛者，加肉桂一钱。余不必加。

关　格

怒气伤肝，而肝气冲于胃口之间，肾气不得上行，肺气不得下行而成此症，以开郁为主。方用：

荆芥—钱　柴胡—钱　川郁金—钱　茯苓—钱　苏子—钱

白芥子一钱　白芍三钱　甘草五分　花粉一钱　水煎服。又方用：

阴阳水各一碗，加盐一撮，打百余下，起泡，饮之即吐而愈。凡上焦有疾，欲吐而不能吐者，饮之立吐。

虚痨门

痨症虚损辨

二症外相似而治法不同。虚损者，阴阳两虚也；痨症者，阴虚阳亢也。故虚损可用温补，若痨症则忌温补，而用清补也。两症辨法不必凭脉，但看人着复衣，此着单衣者为痨症；人着单衣，此着复衣者为虚损。痨症骨蒸而热，虚损荣卫虚而热也。

内伤发热

方用：

当归一钱　白芍一钱　柴胡一钱　陈皮一钱　栀子一钱　花粉二钱　甘草一钱　水煎服。

凡肝木郁者，此方一剂即快。人病发热，有内伤外感，必先散其邪气，邪退而后补正，则正不为邪所伤也。但外感内伤，不可用一方也。

未成痨而将成痨

方用：

熟地一两　地骨皮五钱　人参五钱　麦冬五钱　白芥子三钱　白术一钱　山药三钱　五味子三分　水煎服。

凡人右寸脉大于左寸脉，即内伤之症，不论左右关尺脉何如？以此方投之，效验。

阳虚下陷

凡人饥饱劳役，内伤正气，以致气乃下行，脾胃不能克化，饮食不能运动，往往变成痨瘵。盖疑饮食不进，为脾胃之病。肉黍之积，轻则砂仁、枳壳、山楂、麦芽之品，重则芒硝、大黄、牵牛、巴豆之类，纷然杂进，必致臌闷，而渐成痨矣。若先以升提之药治之，何至于成痨？方用：

人参一钱　柴胡一钱　陈皮一钱　甘草一钱　黄芪三钱　白术三钱　升麻三分　水煎服。

阴虚下陷

凡人阴虚脾泄，岁久不止，或食而不化，或化而溏泄。方用：

熟地一两　山药五钱　山萸五钱　茯苓三钱　白术五钱　肉桂一钱　升麻三分　五味子一钱　车前子一钱　水煎晚服。

此方纯是补阴之药，且有升麻以提阴中之气，又有温湿之品，以暖命门而健脾土，何至溏泄哉？

阴虚火动夜热昼寒

此肾水虚兼感寒，或肾水亏竭，夜热昼寒。若认作阳症治之，则口渴而热益炽，必致消尽阴水，吐痰如絮，咳嗽不已，声哑声嘶，变成痨瘵。法当峻补其阴，则阴水足而火焰消，骨髓清泰矣。方用：

熟地一两　山萸五钱　五味子三钱　麦冬三钱　元参一两　地骨皮五钱　沙参三钱　芡实五钱　白芥子三钱　桑叶十四片　水煎服。

此方治阴虚火动者，神效。

阴寒无火

方用：

肉桂一钱　附子三钱　熟地一两　白术三钱　人参三钱　柴胡一钱　水煎服。

二方治阴之中，即有以治阳；治阳之中，即藏于补阴。

过　劳

凡人过劳，脉必浮大不伦，若不安闲作息，必有吐血之症，法当滋补。方用：

熟地五两　山萸四两　当归半斛　黄芪五两　白芍五两　人参三两　白术五两　茯苓三两　砂仁五钱　陈皮五钱　神曲一两　五味子三两　麦冬三两　蜜丸，早晚滚水送下五钱。

日重夜轻

病重于日间，而发寒发热较夜尤重，此症必须从天未明而先截之。方用：

人参一钱　黄芪五钱　当归三钱　白术五钱　枳壳一钱　青皮一钱　陈皮一钱　柴胡三钱　半夏一钱　甘草一钱　干姜五分　水煎服。又方：

熟地一两　人参一钱　白术五钱　陈皮一钱　甘草一钱　柴胡二钱　白芥子一钱　水煎服。

夜重日轻

病重于夜间，而发寒发热，或寒少热多，或热少寒多，一到天明便觉清爽，一到黄昏即觉沉重，此阴气虚甚也。方用：

熟地一两　山萸四钱　当归三钱　白芍三钱　柴胡三钱　陈皮一钱　生何首乌三钱　鳖甲五钱　白芥子三钱　麦冬三钱　五味子一钱　水煎服。

此方妙在用鳖甲，乃至阴之物，逢阴则入，遇阳则转；生何首乌直入阴经，亦攻邪气；白芥子去痰，又不耗真阴之气，有不奏功者乎？必须将黄昏时服，则阴气固而邪气不敢入矣。

阴邪兼阳邪

此症亦发于夜间，亦发寒发热，无异纯阴邪气之症，但少少烦躁耳，不若阴症之常静也。法当于补阴之中，少加阳药一二味，使阳长阴消，自奏功如响矣。方用：

熟地一两　山萸四钱　鳖甲五钱　当归三钱　人参二钱　白术三钱　茯苓五钱　柴胡二钱　白芥子三钱　陈皮一钱　麦冬三钱　五味子三钱　生何首乌三钱　水煎服。

气血两虚

饮食不进，形容枯槁，补其气，血益燥，补其血，气益馁，助胃气而盗汗难止，补血脉而胸膈阻滞。法当气血同治。方用：

人参一钱　白术一钱　川芎一钱　当归二钱　熟地三钱　麦冬五钱　白芍三钱　茯苓二钱　甘草八分　神曲五分　陈皮五分　谷芽一钱　水煎服。

此方气血两补，与八珍汤同功，而胜于八珍汤者，妙在补中有调和之法耳。

气虚胃虚

人有病久而气虚者，必身体羸弱，饮食不进，或大便溏泄，小便艰涩。方用：

人参—两　白术五钱　茯苓三钱　甘草—钱　陈皮—钱
泽泻—钱　车前子—钱　水煎服。

此方用人参为君者，开其胃气。盖胃为肾之关，关门不开，则上之饮食不能进，下之糟粕不能化，必用人参以养胃土，茯苓、车前以分消水气。如服此不效，兼服八味丸，最能实大肠而利膀胱也。

气虚饮食不消

饮食入胃，必须气充足，始能消化而生津液，今饮食不消，气虚也。方用：

人参二钱　黄芪三钱　白术三钱　茯苓三钱　神曲五分
甘草三钱　麦芽五分　山楂三个　陈皮五分　水煎服。

伤面食，加莱菔子；有痰，加半夏、白芥子各一钱；咳嗽，加苏子一钱、桔梗二钱；伤风，加柴胡二钱；夜卧不安，加炒枣仁二钱；胸中微痛，加枳壳五分。方内纯是开胃之品，又恐饮食难消，后加消导之品，则饮食化而津液生矣。

血虚面色黄瘦

出汗盗汗，夜卧常醒，不能润色以养筋是也。血虚自当补血，舍四物汤又何求耶？今不用四物汤，用：

熟地—两　麦冬三钱　桑叶十片　枸杞三钱　当归五钱

茜草一钱　水煎服。

此方妙在用桑叶，以补阴而生血；又妙在加茜草，则血得活而益生；况又济之归、地、麦冬大剂，以共生乎！

肺脾双亏

咳嗽不已，吐泻不已，此肺脾受伤也。人以咳嗽宜治肺，吐泻宜治脾，殊不知咳嗽由于脾气之衰，斡旋之令不行，则上为咳嗽矣。吐泻由于肺气之弱，清肃之令不行，始上吐而下泻矣。方用：

人参钱半　麦冬二钱　茯苓二钱　柴胡五分　神曲五分　薏仁五分　车前子一钱　甘草一钱　水煎服。

此治脾治肺之药，合而用之，咳嗽吐泻之病各愈，所谓一方而两用之也。

肝肾两虚

肾水亏不能滋肝，则肝木抑郁而不舒，必有两胁饱闷之症。肝木不能生肾中之火，则肾水日寒，必有腰背难于俯仰之症。此症必须肝肾同补。方用：

熟地一两　山萸五钱　当归五钱　白芍五钱　柴胡二钱　肉桂一钱　水煎服。

熟地、山萸，补肾之药；归、芍、柴、桂，补肝之品。既云平补，似乎用药不宜有重轻，今补肝之药多于补肾者何？盖肾为肝之母，肝又为命门之母，岂有木旺而不生命门之火者哉？

心肾不交

肾，水藏也；心，火藏也，是心肾二经为仇敌矣，似不可牵连而合治之也。不知心肾相克而实相须，肾无心之火则水寒，心无肾之水则火炽，心必得肾水以滋润，肾必得心火以温暖。如人惊惕不安，梦遗精泄，皆心肾不交之故。人以惊惕为心之病，我以为肾之病；人以梦泄为肾之病，我以为心之病，非颠倒也，实有至理焉！人果细心思之，自然明白。方用：

熟地五两　山萸三两　山药三钱　人参三两　白术五两　芡实五钱　茯神三两　菖蒲一两　枣仁三两,炒　远志一两　五味子一两　麦冬三两　柏子仁三两　蜜丸，每早晚温水送下五钱。

此方之妙，治肾之药少于治心之味。盖心君宁静，肾气自安，何至心动？此治肾正所以治心，治心即所以治肾也，所谓心肾相依。

精滑梦遗

此症人以为肾虚也，不独肾病也，心病也。宜心肾兼治。方用：

熟地半斛　山药一两　山萸四两　人参三两　白术四两

茯苓三两　麦冬三两　肉桂一两　鹿茸一两　砂仁五钱　枣仁一两,炒　远志一两　杜仲一两　白芍三两　附子一钱　柏子仁一两　破故纸一两　紫何车一付　巴戟三两　五味子一两　肉苁蓉三两　蜜丸，早晚白水送下五钱。

此方用熟地、山药、山萸之类，补肾也；巴戟、肉苁蓉、附子、鹿茸，补肾中之火也，可以已矣。而又必加人参、茯苓、柏子仁、麦冬、远志、枣仁者，何也？盖肾火虚，由于心火虚也，使补肾火不补心火，则反增上焦枯渴，故欲补肾火，必须补心火，则水火相济也。

夜梦遗精

此症由于肾水耗竭，上不能通于心，中不能润于肝，下不生于脾，以致玉关不闭，无梦且遗。法当补肾，而少佐以益心、肝、脾之品。方用：

熟地一两　山萸四钱　茯苓三钱　白术五钱　白芍三钱　生枣仁三钱　茯神二钱　五味子一钱　当归三钱　白芥子一钱　薏仁三钱　肉桂五分　黄连五分　水煎服。一剂止，十剂不犯。

遗精健忘

遗精，下病也；健忘，上病也，何以合治之而咸当乎？盖遗精虽是肾水之虚，而实本于君火之弱，今补其心君，则玉关不必闭而自闭矣，所谓一举而两得也。

方用：

人参三两　莲须二两　芡实三两　熟地五两　山药四两　五味子一两　麦冬三两　生枣仁三两　远志一两　柏子仁一两,去油　昌蒲一两　当归三两　山萸三两　蜜丸，每日服五钱，白水下。

倒饱中满

气虚不能食，食则倒满。方用：

人参一钱　白术二钱　茯苓三钱　陈皮三分　甘草一钱　山药三钱　芡实五钱　薏仁五钱　莱菔子一钱　水煎服。下喉虽则微胀，入腹渐觉爽快。

久虚缓补

久虚之人，气息奄奄，无不曰宜急治①矣！不知气血大虚，骤加大补之剂，力量难任，必致胃口转膨胀，不如缓缓清补之也。方用：

当归一钱　白芍二钱　茯苓一钱　白术五分　人参三分　山药一钱　陈皮三分　麦芽三分　炮姜三分　枣仁五分　甘草三分　水煎服。

此方妙在，以白芍为君，引参、苓入肝为佐，小小使令，徐徐奏功，使脾气渐实，胃口渐开，然后再用纯

---

① 治：原作"活"。据五福堂本改。

补之剂，先宜缓补之也。

补　气

右手脉大，气分之劳也。方用补气丸：

人参三两　黄芪三两　茯苓四两　白术半斤　白芍三两　陈皮一两　炙草八钱　五味子一两　麦冬二两　远志一两　白芥子一两　蜜丸，早服五钱，白水下。

补　血

左手脉大，血分之劳也。方用补血丸：

熟地半斤　山萸四两　当归四两　白芍半斤　麦冬一两　砂仁五钱　枣仁一两　白芥子一两　五味子一两　肉桂五钱　蜜丸，晚服一两，白水下。

如身热，去肉桂，加地骨皮五钱。

出　汗

人有病不宜汗多，若过出汗，恐其亡阳，不可不用药以敛之。方用：

人参一两　黄芪一两　当归一两　桑叶五片　麦冬三钱　炒枣仁一钱　水煎服。

痨　症

痨症既成，最难治者，必有虫生之，以食人之气血也。若徒补其气血，而不入杀虫之药，则饮食入胃，只荫虫而不生气血；若但杀虫而不补气血，则五脏俱受伤，又何有生理哉？惟于大补之中，加杀虫之药，则元气既全，真阳未散，虫死而身安矣。方用：

人参三两　熟地半斛　地栗粉半斛　鳖甲一斛　神曲五两　何首乌半斛　麦冬五两　桑叶半斛　山药一斛　白薇三两

熟地为丸，每日白水送下五钱半，年虫从大便出矣。

痰嗽门

古人所立治痰之法，皆是治痰之标，而不能治其本也。如二陈汤，上、中、下、久、暂之痰，皆治之，而其实无实效也。今立三方，痰病总不出其范围也。

初病之痰

伤风咳嗽吐痰是也。方用：

陈皮一钱　半夏一钱　花粉一钱　茯苓一钱　苏子一钱　甘草一钱　水煎服。

二剂而痰可消矣，此去上焦之痰。上焦之痰，原在胃中，而不在肺，去其胃中之痰，而肺金自然清肃，又何至火之上升哉？

已病之痰

必观其色之白与黄而辨之。黄者，火已退也；白者，火正炽也。正炽者，用寒凉之品；将退者，用祛逐之味，今一方而俱治之。方用：

白术三钱　茯苓五钱　白芥子三钱　陈皮一钱　甘草一钱　枳壳五分　水煎服。

有火加栀子，无火不必加。此方健脾祛湿，治痰之在中焦者也。又方：

白术五钱　茯苓五钱　人参五分　益智仁三分　薏仁五钱　陈皮一钱　天花粉二钱　水煎服。

有火加黄芩一钱，无火加干姜一钱、甘草二分。此方健脾祛湿而不耗气，二剂而痰自消也。

久病之痰

久病痰多，切不可作脾湿生痰论之。盖久病不愈，未有不因肾水亏损者也。非肾水泛上为痰，即肾火沸腾为痰，当补肾以祛逐之。方用：

熟地一两　山药五钱　山萸五钱　麦冬五钱　五味子三钱　茯苓三钱　益智仁二钱　薏仁一两　芡实五钱　车前子一钱　水煎服。

此治水泛为痰之圣药也。若火沸腾为痰，加肉桂一钱，补肾祛湿而化痰。水入肾宫，自变为真精而不化痰矣。此治下焦之痰也。又方：

六味地黄汤，加麦冬、五味子，实有奇功，无火加桂、附。

滞　痰

夫痰之滞，乃气之滞也。苟不补气，而惟祛其痰，未见痰祛而病消也。方用：

人参一钱　白术二钱　茯苓三钱　陈皮一钱　花粉一钱　苏子八分　白蔻二粒　白芥子一钱　水煎服。

湿　痰

治痰之法，不可徒祛其湿，必以补气为先，而佐以化痰之品，乃克有效。方用：

人参一两　茯苓三钱　薏仁五钱　半夏三钱　陈皮一钱　神曲三钱　甘草一钱　水煎服。

此方之中用神曲，人多不识，谓神曲乃消食之味，非化痰之品。不知痰之积聚稠黏，甚不易化，惟用神曲以发之，则积聚稠黏开矣；继之以半夏、陈皮，可以奏功。然虽有陈、半消痰，使不多用人参，则痰难消。今有人参以助气，又有薏仁、茯苓，健脾祛湿，而痰焉有不消者乎？

寒　痰

人有气虚而痰寒者，即用前方，加肉桂三钱、干姜五分，足之矣。

热　痰

人有气虚而痰热者，方用：

当归三钱　白芍二钱　麦冬二钱　陈皮一钱　神曲三分
甘草一钱　茯苓二钱　花粉一钱　白芥子一钱　水煎服。

老　痰

凡痰在胸膈而不化者，谓之老痰。方用：

柴胡一钱　白芍三钱　茯苓一钱　甘草一钱　陈皮一钱
丹皮一钱　薏仁三钱　花粉一钱　白芥子五钱　水煎服。

此方妙在，白芥子为君，薏仁、白芍为臣，柴胡、花粉为佐使，老痰无处可藏，十剂而老痰可化矣。

顽　痰

痰成而塞咽喉者，谓之顽痰。方用：

贝母三钱　半夏三钱　茯苓三钱　白术五钱　神曲二钱
甘草一钱　桔梗一钱　白矾一钱　炙紫苑一钱　水煎服。

此方妙在贝母、半夏同用，一燥一湿，使痰无处逃避。又有白矾消块，梗、苑祛邪，甘草调中，有不奏功者乎？

水泛为痰

肾中之水，有火则安，无火则泛。倘人过于入房，则水去而火亦去，久之则水虚而火亦虚，水无可藏之地，必泛上为痰矣。治之法，欲抑水之下降，必先使火之下温，当于补肾之中，加大热之药，使水足以制火，火足以暖水，则水火有既济之道，自不上泛为痰矣。方用：

熟地一两　山萸五钱　肉桂二钱　牛膝三钱　五味子一钱

水煎服。一剂而痰下行矣，二剂而痰自消矣。

中气又中痰

中气中痰，虽若中之异，而实中于气之虚也。气虚自然多痰，痰多必然耗气，虽分而实合也。方用：

人参一两　半夏三钱　南星三钱　茯苓三钱　附子一钱　甘草一两　水煎服。

人参原是气分之神剂，而亦消痰之妙药；半夏、南星，虽逐痰之神品，而亦扶气之正药；附子、甘草，一仁一勇，相济而成。

湿　嗽

秋伤于湿，若用乌梅、粟壳等味，断乎不效。

方用：

陈皮一钱　当归一钱　甘草一钱　白术二钱　枳壳一钱　桔梗一钱　水煎服。

三剂帖然矣。冬嗽，皆秋伤于湿也，岂可拘于受寒乎！

久　嗽

方用：

人参五钱　白芍三钱　枣仁三钱　五味子一钱　益智仁五分　白芥子一钱　水煎服。二剂后服六味地黄丸。

久　嗽

方用：

乌梅五钱　薄荷五分　杏仁一钱　硼砂一钱　人参一钱，童便浸　五味子一钱，酒蒸　寒水石一钱，火煅　贝母三两　甘草五分　瓜蒌仁五钱，去油　胡桃仁二钱，去油

蜜丸，樱桃大，净绵包之，口中噙化。虚劳未曾失血，脉未数者，皆用之。无论老少，神效。十粒见功，二十粒愈。又方用：

人参、当归、细茶各一钱，水煎，连渣嚼尽，一二剂即愈。

肺嗽兼补肾

肺嗽之症，本是肺虚，其补肺也明矣，奈何兼补肾乎？盖肺经之气，夜必归于肾，若肺金为心火所伤，必求救于其子，子若力量不足，将何以救其母哉？方用：

熟地一两　山萸四钱　麦冬一两　元参五钱　苏子一钱　牛膝一钱　沙参二钱　天冬二钱　紫苑五分　水煎服。

喘 症 门

气治法

气虚气实，不可不平之也。气实者，非气实，乃正气虚而邪气实也。法当用补正之药，而加祛逐之品，则正气足而邪气消矣。方用：

人参一钱　白术一钱　柴胡二钱　白芍三钱　麻黄一钱　半夏一钱　甘草一钱　水煎服。

推而广之，治气非一条也。气陷，补中益气汤可用；气衰，六君子汤可采；气寒，人参、白术、附子汤可施；气虚，则用四君子汤；气郁，则用归脾汤；气热，用生脉散；气喘，用独参汤；气动，用二陈汤加人参；气壅塞，用射干汤；气逆，用逍遥散。气虚则羸弱，气实则壮盛。气虚用前方，实者另一方：

白术一钱　茯苓三钱　柴胡一钱　白芍二钱　陈皮五分　甘草一钱　山楂十个　枳壳五分　栀子一钱　水煎服。

气　喘

凡人气喘而上者，人以为气有余也，殊不知气盛当作气虚看，有余当作不足看。若认作肺气之盛，而用苏叶、桔梗、百部、豆根之类，去生远矣。方用：

人参三两　牛膝三钱　熟地五钱　山萸四钱　枸杞一钱　五味子一钱　麦冬五钱　胡桃三个　生姜五片　水煎服。

此方不治肺，而正所以治肺也。或疑人参，乃健脾之药，既宜补肾，不宜多用人参。不知肾水大虚，一时不能遽生，非急补其气，则元阳一线必且断绝。况人参少用则泛上，多用即下行，妙在用人参三两使下达病原，补气以生肾水。方中熟地、山萸之类，同气相求，直入命门，又何患其多哉？若病重之人，尤宜多加。但喘有初起之喘，有久病之喘。初起之喘多实邪，久病之喘多气虚。实邪喘者必抬肩，气虚喘者微微气息耳。此方治久病之喘，若初起之喘，四磨四七汤，一剂即止。喘不独肺气虚，而肾水竭也。

实　喘

方用：

黄芩二钱　柴胡五分　麦冬三钱　苏叶一钱　甘草五分

乌药–钱　半夏–钱　山豆根–钱　水煎服。

一剂喘定，不必再剂也。凡实喘症，气大急，喉中必作声，肩必抬，似重而实轻也。

虚　喘

大抵此等症，气少息，喉无声，肩不抬也。乃肾气大虚，脾气又复将绝，故奔冲而上，欲绝未绝也。方用救绝汤：

人参–两　熟地–两　山萸三钱　牛膝–钱　麦冬五钱　五味子–钱　白芥子–钱　水煎服。

气短似喘

此症似喘而实非喘也，若作实喘治之，立死。盖气短，乃肾气虚耗，气冲上焦，壅塞于肺经，不足之症也。方用：

人参二两　熟地–两　山萸三钱　牛膝三钱　麦冬五钱　补骨脂三钱　枸杞三钱　胡桃三个，去皮　五味子二钱　水煎服。

三剂气平喘定。此方妙在，用人参之多，能下达气原，挽回于无何有之乡。又纯是补肺补肾之品，子母相生，水气自旺，则火气自安于故宅，不上冲于喉门矣。

抬肩大喘

人忽感风邪，寒入于肺，以致喘急、肩抬、气逆，痰吐不出，身不能卧。方用：

柴胡_{二钱} 茯苓_{二钱} 黄芩_{一钱} 当归_{一钱} 麦冬_{二钱} 甘草_{一钱} 桔梗_{二钱} 半夏_{一钱} 射干_{一钱} 水煎服。

此方妙在用柴胡、射干、桔梗以发舒肺金之气，半夏以祛痰，黄芩以祛火。盖感寒邪，内必变为热症，故用黄芩以清解之。然徒用黄芩，虽曰清火，转足以遏抑其火，而火未必伏也，有射干、桔梗、柴胡，一派辛散之品，则足以消火减邪矣。

肾寒气喘

人有气喘不能卧，吐痰如涌泉者，舌不燥而喘不止，一卧即喘，此非外感之寒邪，乃肾中之寒气也。盖肾中无火，则水无所养，乃泛上而为痰。方用六味地黄汤，加桂、附，大剂饮之，盖人之卧，必肾气与肺气相安，而后河车之路平安而无奔越也。

肾火扶肝上冲

凡人肾火逆，扶肝气而上冲，以致作喘，甚有吐红粉痰者，此又肾火炎上以烧肺金，肺热不能克肝，而龙雷之火升腾矣。方用：

沙参―两　麦冬五钱　地骨皮―两　丹皮三钱　甘草三分　桔梗五分　白芍五钱　白芥子二钱　水煎服。

此方妙在地骨皮清骨中之火，沙参、丹皮以养阴，白芍平肝，麦冬清肺，甘草、桔梗引入肺经，则痰消而喘定矣。

假热气喘吐痰

人有假热气喘吐痰者，人以为热而非热也，乃下元寒极，逼其火而上喘也，此最危急之症。苟不急补其肾水与命门之火，则一线之微，必然断绝。方用：

熟地四两　山药三两　五味子―两　麦冬三两　牛膝―两　肉桂―钱　附子―钱　水煎冷服，一剂而愈。

喘　嗽

人有喘而且嗽者，人以为气虚而有风痰也，谁知是气虚不能归源于肾，而肝木挟之作祟乎！法当峻补其肾，少助以引火之品，则气自归源于肾，而喘嗽俱止矣。方用：

人参―两　熟地二两　麦冬五钱　牛膝―钱　枸杞―钱　茯苓三钱　白术―钱　五味子―钱　菟丝子―钱　水煎服。连服几剂，必有大功。倘以四磨四七汤治之，则不效矣。

贞元饮

此方专治喘而脉微涩者。

熟地三两　当归七钱　甘草一钱　水煎服。妇人多此症。

吐血门

阳症吐血

人有感暑伤气,忽然吐血盈盆,人以为阴虚也,不知阴虚吐血与阳虚不同。阴虚吐血,人安静,无躁动;阳虚必大热作渴,欲饮冷水,舌必有刺。阴虚口不渴而舌胎滑也,法当清胃火,不必止血也。方用:

人参三钱　当归三钱　荆芥一钱　青蒿五钱　香薷三钱　石膏三钱　水煎服。

此方乃阳症吐血之神剂也。方中虽有解暑之味,然补正多于解暑,去香薷一味,实可同治。但此方只可用一二剂,即改六味地黄汤。

大怒吐血

其吐也,或倾盆而出,或冲口而来,一时昏晕,死在顷刻。以止血治之,则气闷不安;以补血治之,则胸满不受，有变症蜂起而死者，不可不治之得法也。方用解血平气汤：

白芍二两　当归二两　荆芥三钱,炒　黑栀三钱　红花二钱　柴胡八分　甘草一钱　水煎服。

一剂而气平舒，二剂而血止息，三剂而病大愈。此症盖怒伤肝，不能平其气，以致吐血。若不先舒其气，而遽止血，则愈激动肝火之气，必气愈旺而血愈吐矣。方中用白芍平肝又舒气，荆芥、柴胡引血归经，当归、红花生新去旧，安有不愈者哉？

吐　血

此症人非以为火盛，即以为阴亏。用凉药以泻火，乃火愈退而血愈多；用滋阴之味，止血之品，仍不效，谁知是血不归经乎！治法当用补气之药，而佐以引血归经之味，不止血而血自止矣。方用：

人参五钱　当归一两　丹皮三钱,炒　黑芥穗三钱　水煎服。

一剂而止。此方妙在不专补血，而反去补气以补血；尤妙在不去止血，而去行血以止血。盖血逢寒则凝，逢散则归经，救死于呼吸之际，大有神功。

吐白血

血未有不红者，何以名白血？不知久病之人，吐痰皆白沫，乃白血也。白沫何以名白血？以其状似蟹涎，无败痰存其中，实血而非痰也。若将所吐白沫，露于星光之下，一夜必变红矣。此沫出于肾，而肾火沸腾于咽喉，不得不吐者也。虽是白沫，而实肾中之精，岂特血而已哉？苟不速治，则白沫变为绿痰，无可如何矣。方用：

熟地一两　山药五钱　山萸五钱　丹皮二钱　泽泻二钱　茯苓五钱　麦冬一两　五味子一钱　水煎，日日服之。

血不归经

凡人血不归经，或上或下，或四肢毛窍，各处出血，循行经络，外行于皮毛，中行于脏腑，内行于筋骨，上行于头目两手，下行于二便，一脐周身无非血路。一不归经，斯各处妄行，有孔则钻，有洞则泄，甚则呕吐。或见于皮毛，或出于齿缝，或渗于脐腹，或露于二便，皆宜顺其性以引之归经。方用：

熟地五钱　生地五钱　当归三钱　白芍三钱　麦冬三钱　茜草根一钱　荆芥一钱　川芎一钱　甘草一钱　水煎服。

此方即四物汤加减，妙在用茜草引血归经。

三黑神奇饮

丹皮七分，炒黑　黑栀五分　真蒲黄一钱二分，炒黑　贝母一钱　川芎一钱，酒洗　生地一钱，酒洗　水二樽，童便、藕汁各半樽，煎服。

此方治吐血，神效无比，二剂止。六味地黄汤加麦冬、五味子，最能补肾滋肝，木得其养，则血有可藏之经而不外泄，血症最宜服之。

呕吐门

脾胃症辨

人有能食而不能化者，乃胃不病而脾病也，当补脾。而补脾尤宜补肾中之火，盖肾火能生脾土也。不能食，食之而安然者，乃脾不病而胃病也，不可补肾中之火，当补心火，盖心火能生胃土也。世人一见不饮食，动曰脾胃虚也，殊不知，胃之虚寒责之心，脾之虚寒责之肾也，不可不辨也。

反胃大吐

大吐之症，舌有芒刺，双目红肿，人以为热也，谁知是肾水之亏乎！盖脾胃必借肾水而滋润，肾水一亏，则脾胃之火，沸腾而上，以致目红肿而舌芒刺也。但此症时静时躁，时欲饮水，及水到又不欲饮，即强之饮，亦不甚快，此乃上假热而下真寒也，宜六味地黄汤加桂、附，水煎服。

外治法：先以手擦其足心，使之极热，然后用附子一个煎汤，用鹅翎扫之，随干随扫，少顷即不吐矣。后以六味地黄汤，大剂饮之，即安然也。或逍遥散加黄连，亦立止也。无如世医以杂药投之，而成噎嗝矣。方用：

熟地二两　山萸一两　当归五钱　元参一两　牛膝三钱　五味子二钱　白芥子三钱　水煎服。

盖肾水不足，则大肠必干，而细饮食入胃，难于下行，故反而上吐矣。

寒邪犯肾大吐

寒入肾宫，将脾胃之水挟之尽出，手足厥逆，小腹痛不可忍，以热物熨之，少快，否则寒冷难支，人多以为胃病，其实肾病也。方用：

附子一个　白术四两　肉桂一钱　干姜三钱　人参三两　水煎服。

此药下喉，便觉吐定，煎渣再服，安然如故。

呕　吐

世人皆以呕吐为胃虚，谁知由于肾虚乎！故治吐不效，未窥见病之根也。方用：

人参三钱　白术五钱　薏仁五钱　芡实三钱　砂仁五粒　吴萸五分　水煎服。

火 吐

此症若降火，则火由脾而入于大肠，必变为便血之症，法宜清火止吐。方用：

茯苓一两　人参二钱　砂仁三粒　黄连三钱　水煎服。

寒 吐

此症若降寒，则又引入肾而流于膀胱，必变为遗尿之症。法宜散寒止吐。方用：

白术二两　人参五钱　附子一钱　干姜一钱　丁香五分　水煎服。

此方散寒而用补脾之品，则寒不能上越，而亦不得下行，势不能不从脐出也。

胃 吐

此症由于脾虚，脾气不得下行，自必上反而吐，补脾则胃安。方用：

人参三钱　白术五钱　茯苓三钱　甘草一钱　肉桂一钱　神曲一钱　半夏一钱　砂仁三粒　水煎服。

此方治胃病，以补脾者何也？盖胃为脾之关，关门之沸腾，由于关中之溃乱，欲使关外之安静，必先使关中之安宁。况方中砂仁、半夏、神曲等味，全是止吐之品，有不奏功者乎？此脾胃两补之法也。

反　胃

人有食入而即出者，乃肾水虚不能润喉，故喉燥而即出也。方用：

熟地_{二两}　山萸_{五钱}　山药_{一两}　泽泻_{三钱}　丹皮_{三钱}　茯苓_{五钱}　麦冬_{五钱}　五味子_{二钱}　水煎服。

反　胃

此症又有食久而反出者，乃肾火虚不能温脾，故脾寒而反出也。方用：

熟地_{二两}　山萸_{一两}　山药_{六钱}　茯苓_{三钱}　泽泻_{二钱}　丹皮_{三钱}　附子_{三钱}　肉桂_{三钱}　水煎服。

胃　寒

心肾兼补，治脾胃两虚者固效。若单胃之虚寒，自宜独治心之为妙。方用：

人参_{一两}　白术_{三两}　茯苓_{三两}　菖蒲_{五钱}　良姜_{五钱}　枣仁_{五钱}　半夏_{三钱}　附子_{三钱}　山药_{四钱}　远志_{一两}　莲子_{三两}　白芍_{三两}　白芥子_{三钱}　蜜丸，每日白水送下五钱。

肾寒吐泻，心寒胃弱

此症由于心寒胃弱，呕吐不已，食久而出是也；下痢不已，五更时痛泻三五次者是也。人以为脾胃之寒，服脾胃之药而不效者何也？盖胃为肾之关，而脾为肾之海，胃气弱，不补命门之火，则心包寒甚，何以生胃土而消谷食？脾气弱，不补命门之火，则下焦虚冷，何以化饮食而生精华？故补脾胃莫急于补肾也。方用：

熟地三两　山萸二两　茯苓三两　人参三两　山药四两　附子一两　肉桂一两　吴萸五钱　五味子一两　蜜丸，每日白水送下五钱。空心。

臌症门

水臌

此症满身皆水，按之如泥者是。若不急治，水流四肢，不得从膀胱出，则为死症矣。方用决流汤：

黑丑二钱　甘遂二钱　肉桂三分　车前子一两　水煎服。

一剂水流斗余，二剂痊愈，断勿与三剂也，与三剂反杀之矣。盖二丑、甘遂，最善利水，又加肉桂、车前子引水以入膀胱，利水而不走气，不使牛遂之过猛也。二剂之后，须改五苓散调理二剂，再用六君子汤补脾可也。忌食盐，犯之则不救矣。

气臌

此症气虚作肿，似水而实非水也，但按之不如泥耳。必先从脚面上肿起，后渐肿至身上，于是头面皆肿者有之，此之谓之气臌。宜于健脾行气之中，加引水之品，若以治水臌治之，是速之死也。方用：

白术一两　茯苓一两　薏仁一两　甘草一分　枳壳五分　人参一钱　山药五钱　肉桂一分　神曲一钱　车前子一钱　萝卜子一钱　水煎服。

初服若觉有碍，久之自有大功，三十剂而愈矣。亦忌食盐，秋石亦忌。

虫　臌

此症小腹痛，四肢浮肿而未甚，面色红而有白点，如虫食之状，是之谓虫臌。方用消虫神奇丹：

当归一两　鳖甲一两　雷丸三钱　神曲三钱　茯苓三钱　地栗粉一两　车前子五钱　白矾三钱　水煎服。

一剂下虫无数，二剂虫尽臌消，不必三剂。但病好必用六君子汤，去甘草调理。

血　臌

此症或因跌闪而瘀血不散，或忧郁而结血不行，或风邪而蓄血不散，留在腹中，致成血臌，饮食入胃，不变精血，反去助邪，久则胀，胀成臌矣。倘以治水法逐之，而症非水，徒伤元气；以治气法治之，而又非气，徒增饱满。方用逐瘀汤：

水蛭三钱，此物最难死，火烧经年，入水犹生，必须炒黄为末，方妥 当归二两 雷丸三钱 红花三钱 枳壳三钱 白芍三钱 牛膝三钱 桃仁四十粒 水煎服。

一剂血尽而愈，切勿与二剂，当改四物汤调理，于补血内加白术、茯苓、人参，补元气而利水，自然痊愈，否则恐成干枯之症。辨血臌惟腹账如臌，而四肢手足并无臌意也。

水症门

水 肿

此症土不能克水也。方用：

牵牛三钱 甘遂三钱 水煎服。

此症治法虽多，独此方奇妙；其次鸡屎醴亦效。鸡屎醴治血臌尤效。

呃 逆

此症乃水气凌心包也。心包为水气所凌，呃逆不止，号召五脏之气，救水气之犯心也。治法当利湿分水。方用：

茯神一两 苍术三钱 白术三钱 薏仁一两 芡实五钱 法制半夏一钱 人参三钱 陈皮一钱 丁香五钱 吴萸三分

水煎服。二剂愈。

水结膀胱

此症目突口张，足肿气喘，人以为不治之症，不知膀胱与肾相为表里，膀胱之开合，肾司其权，特通其肾气而膀胱自通矣。方用通肾消水汤：

熟地一两　山萸钱半　茯神五钱　肉桂一钱　牛膝一钱　山药一两　薏仁一两　车前子三钱　水煎服。

湿症门

黄　症

此症外感之湿易治，内伤之湿难疗。外感者，利水则愈；若内伤之湿，泻水则气消，发汗则精泄，必健脾行气而后可也。方用：

白术一两　茯苓一两　薏仁一两　茵陈三钱　黑栀三钱　陈皮五分　水煎服。

此方治内感之湿，不治外感之湿，若欲多服，去栀子。

痹　症

此症虽因风寒湿而来，亦因元气之虚，邪始得趁虚而入，倘攻邪而不补正，则难愈矣。今于补正之中，佐以祛风寒湿之品，而瘅如失矣。方用：

白术五钱　人参三钱　茯苓一两　柴胡一钱　附子一钱　半夏一钱　陈皮五分　水煎服。

伤　湿

此症恶湿，身重足肿，小便短赤。方用：

泽泻三钱　猪苓三钱　肉桂五分　茯苓五钱　白术五钱　柴胡一钱　半夏一钱　车前子一钱　水煎服。一剂愈。

脚　气

今人以五苓散祛湿，亦是正理，然不升其气，而湿未必尽祛也，必须提气而水乃散也。方用：

黄芪一两　人参三钱　白术三钱　防风一钱　肉桂一钱　薏仁五钱　芡实五钱　白芍五钱　半夏二钱　柴胡一钱　陈皮五分　水煎服。

此方祛湿之圣药。防风用于黄芪之中，已足提气而祛湿；又助之柴胡舒气，则气自升腾，气升则水散；白术、茯苓、薏仁、芡实，俱是祛湿之品，有不神效者乎！

男科下卷

泄泻门

泻 甚

一日五六十回，倾肠而出，完谷不化，粪门肿痛，如火之热，苟无以救之，必致立亡。方用截泻汤：

薏仁_{二两} 白芍_{二两} 山药_{一两} 黄连_{五钱} 人参_{三钱} 车前子_{一两} 茯苓_{五钱} 泽泻_{二钱} 甘草_{二钱} 肉桂_{三分} 水煎服。

水 泻

方用：

白术_{一两} 车前子_{五钱} 水煎服。

此方补肾健脾，利水祛湿，治泻神效。

火 泻

完谷不化，饮食下喉即出，日夜数十次，甚至百次，人皆知为热也。然而热之生也，何故？生于胃中之水衰，不能制火，使胃土关门，不守于上下，所以直进而直出也。论其势之急迫，似乎宜治其标，然治其标，而不能使火之骤降，必须急补肾中之水，使火有可居之地，而后不致上腾也。方用：

熟地三两　山萸一两　茯苓一两　甘草一两　白芍三两　肉桂三分　车前子一两　水煎服。

此乃补肾之药，非止泻之品，然而止泻之妙捷，如桴鼓矣。世人安知此也？

水　泻

此乃纯是下清水，非言下痢也，痢无止法，岂泻水亦无止法乎？故人患水泻者，急宜止遏。方用：

白术五钱　茯苓三钱　吴萸五分　车前子一钱　五味子一钱　水煎服。

泄泻吞酸

泄泻，寒也；吞酸，火也，似乎寒热殊而治法异矣。不知吞酸虽热，由于肝气之郁结；泄泻虽寒，由于肝木之克脾。苟用一方以治木郁，又一方以培脾土，土必大崩，木必大雕矣，不若一方而两治之为愈也。方用：

白芍五钱　柴胡一钱　茯苓三钱　陈皮五分　甘草五分　神曲五分　车前子一钱　水煎服。

此方妙在白芍以舒肝木之郁，木郁一舒，上不克胃，下不克脾。又有茯苓、车前，以分消水湿之气，则水尽从小便出，而何有余水以吞酸，刺汁以泄泻哉？

痢疾门

火邪内伤辨

火邪之血，色必鲜红，脉必洪缓，口必渴而饮冷水，小便必涩而赤浊；内伤之血，色不鲜而紫暗，或微红淡白，脉必细而迟，或浮涩而空，口不渴。即渴而喜饮热汤，小便不赤不涩，即赤而不热不浊，此诀也。

痢 疾

此症感湿热而成，红白相见，如脓如血，至危至急者也。苟用凉药止血，热药攻邪，俱非善治之法。方用：

白芍二两　当归二两　枳壳二钱　槟榔二钱　滑石三钱　广木香一钱　莱菔子一钱　水煎服。

一二剂收功。此方妙在用归、芍至二两之多，则肝血有余，不去克脾土，自然大肠有传送之功；加之枳壳、槟榔，俱逐秽祛积之品，尤能于补中用攻；而滑石、甘草、木香，调达于迟速之间，不疾不徐，使瘀滞尽下也。其余些小痢疾，减半用之，无不奏功。此方不论红白痢疾，痛与不痛，服之皆神效。又方：

当归一两　黄芩七分，酒洗　苍术一钱　厚朴一钱　大腹

皮一钱　陈皮三钱　水二碗，煎一碗，顿服。

血　痢

凡血痢腹痛者，火也。方用：

归尾一两　黄连三钱　枳壳二钱　白芍一两　木香二钱　莱菔子二钱　水煎服。

寒　痢

凡痢腹不痛者，寒也。方用：

白芍三钱　当归三钱　枳壳一钱　槟榔一钱　甘草一钱　莱菔子一钱　水煎服。

前方治壮实之人，火邪挟湿者；此方治寒痢，腹不痛者。更有内伤劳倦，与中气虚寒之人，脾不摄血而成血痢者，当用理中汤，加木香、肉桂，或用补中益气汤，加熟地、炒干姜治之，而始愈也。

大小便门

大便不通

此症人以为大肠燥也，谁知是肺气燥乎！盖肺燥，则清肃之气不能下行于大肠，而肾经之水，仅足自顾，又何能旁流以润涧哉？方用：

熟地三两　元参三两　升麻三钱　牛乳一碗　火麻仁一钱

水二碗，煎六分，将牛乳同调服之。

一二剂必大便矣。此方不在润大肠，而在补肾大补肺。夫大肠居于下流，最难独治，必须从肾以润之，从肺以清之，启其上窍，则下窍自然流动通利矣。此下病上治之法也。

实症大便不通

方用：

大黄五钱　归尾一两　升麻五分　蜜半杯，水煎服。

此方大黄泄利，当归以润之，仍以为君。虽泄而不至十分猛烈，不致有亡阴之弊，况有升麻以提之，则泄中有留，又何必过虑哉！

虚症大便不通

人有病后，大便秘者，方用：

熟地一两　元参一两　当归一两　川芎五钱　桃仁十粒
火麻仁一钱　红花三分　大黄三分　蜜半杯，水煎服。

小便不通

膀胱之气化不行，即小便不通，似宜治膀胱也，然而治法全不在膀胱。方用：

人参三钱　茯苓三钱　莲子三钱　白果二钱　甘草一钱

肉桂—钱　车前子—钱　王不留—钱　水煎服。

此方妙在用人参、肉桂，盖膀胱必得气化而出。气化者何？心包络之气也。既用参、桂，而气化行矣。尤妙在用白果，人多不识此意。白果通任督之脉，走膀胱而引群药，况车前子、王不留，尽下泄之品，服之而前阴有不利者乎！又方：

熟地—两　山药—钱　山萸四钱　丹皮—钱　泽泻—钱
肉桂—钱　车前子—钱　水煎服。

此方不去通小便而专治肾水，肾中有水，而膀胱之气自然行矣。盖膀胱之开合，肾司其权也。

大小便不通

方用：

头发烧灰研末，用三指一捻，入热水半碗，饮之立通。又方：

蜜一茶杯，皮硝一两，黄酒一茶杯，大黄一钱，煎一处，温服，神效。

厥症门

寒　厥

此症手足必青紫，饮水必吐，腹必痛，喜火熨之。

方用：

　　人参三钱　　白术一两　　附子一钱　　肉桂一钱　　吴萸一钱
水煎服。

热　厥

此症手足虽寒而不青紫，饮水不吐，火熨之，腹必痛一时，手足厥逆，痛不可忍。人以为四肢之风症也，谁知是心中热蒸，外不能泄，故四肢手足则寒，而胸腹皮热如火。方用：

柴胡三钱　当归三钱　荆芥三钱　黄连二钱　炒栀二钱
半夏一钱　枳壳一钱　水煎服。二剂愈。又方：

白芍一两　黑栀三钱　陈皮一钱　柴胡一钱　花粉二钱
水煎服。以白芍为君，取入肝而平木也。

尸　厥

此症一时猝倒，不省人事，乃气虚而痰迷心也。补气化痰而已。方用：

　　人参三钱　　白术五钱　　半夏三钱　　南星三钱　　附子五分
白芥子一钱　水煎服。又方：

苍术三两水煎，灌之必吐，吐后即愈。盖苍术阳药，善能祛风，故有奇效。凡见鬼者，用之更效。

厥 症

人有忽然发厥，闭目撒手，喉中有声，有一日死者，有二三日死者，此厥多犯神明，然亦素有痰气而发也。治法宜攻痰而开心窍。方用起迷丹：

人参五钱　半夏五钱　菖蒲二钱　菟丝子一两　茯苓三钱　皂荚三钱　生姜一钱　甘草三分　水煎服。

气虚猝倒

人有猝然昏倒，迷而不悟，喉中有痰，人以为风也，谁知是气虚乎！若作风治，无不死者。此症盖因平日不慎女色，精亏以致气衰，又加不慎起居，而有似乎风者，其实非风也。方用：

人参一两　黄芪一两　白术一两　茯苓五钱　菖蒲一钱　附子一钱　半夏二钱　白芥子三钱　水煎服。

此方补气而不治风，消痰而不耗气，一剂神定，二剂痰清，三剂痊愈。

阴虚猝倒

此症有肾中之水虚，而不上交于心者，又有肝气燥，不能生心之火者，此皆阴虚，而能令人猝倒者也。方用再苏丹：

熟地二两　山萸一两　元参一两　麦冬一两　茯苓五钱

五味子_一两_　柴胡_一钱_　菖蒲_一钱_　白芥子_三钱_　水煎服。此方补肾水，滋肺气，安心通窍，泻火消痰，实有神功。十剂痊愈。

阳虚猝倒

人有心中火虚，不能下交于肾而猝倒者，阳虚也。方用：

人参_一两_　白术_一两_　茯神_五钱_　附子_一钱_　甘草_一钱_　生半夏_三钱_　生枣仁_一两_　水煎服。

药下喉，则痰静而气出矣。连服数剂，则安然如故。此症又有胃热，不能安心之火而猝倒者，亦阳虚也。方用：

人参_一两_　元参_一两_　石膏_五钱_　麦冬_三钱_　菖蒲_一钱_　花粉_五钱_　水煎服。

一剂心定，二剂火清，三剂痊愈。

肾虚猝倒

人有口渴索引，眼红气喘，心脉洪大，舌不能言，不可作气虚治。此乃肾虚之极，不能上滋于心，心火亢极，自焚闷乱，遂致身倒，有如中风者。法当补肾，而佐以清火之药。方用水火两治汤：

熟地_一两_　当归_一两_　元参_一钱_　麦冬_五钱_　生地_五钱_　山萸_五钱_　黄连_三钱_　茯神_五钱_　白芥子_三钱_　五味子_三钱_

水煎，连服数剂而愈。

大怒猝倒

人有大怒跳跃，忽然卧地，两臂抽搦，唇口歪邪，左目紧闭，此乃肝火血虚，内热生风之症。当用八珍汤，加丹皮、钩藤、山栀。若小便自遗，左关脉弦洪而数，此肝火血燥，当用六味汤，加钩藤、五味子、麦冬、川芎、当归，愈后须改用补中益气汤，加山栀、丹皮、钩藤，多服。如妇人得此症，则逍遥散加钩藤及六味汤，便是治法。

中风不语

人有跌倒昏迷，或自卧而跌下床者，此皆气虚而痰邪犯之也。方用三生引：

人参一两　半夏三钱,生　南星三钱,生　附子一个,生

水煎灌之。

此症又有因肾虚而得之者。夫肾主藏精，主下焦地道之生身，冲任二脉系焉。二脉与肾之大络，同出于肾之下，起于胞之中，其冲脉因称胞络，为经脉之海，遂名海焉。其冲脉之上行者，渗诸阳，灌诸精；下行者，渗诸阴，灌诸络，而温肌肉，别络结于跗。因肾虚而肾络与胞内绝，不通于上则喑，肾脉不上循喉咙挟舌本，则不能言，二络不通于下，则痱厥矣。方用地黄引子：

熟地一两　巴戟一两　山萸一两　附子五钱　石斛六钱
茯苓一两　麦冬一两　菖蒲五钱　肉苁蓉一两　五味子五钱
肉桂三钱　薄荷　姜　枣　水煎服。

口眼歪邪

此症人多治木治金，固是。而不知胃土之为尤切，当治胃土，且有经脉之分。经云：足阳明之经，急则口目为僻，眦急不能视，此胃土之经为歪邪也。又云：足阳明之脉，挟口环唇，口歪唇邪，此胃土之脉为歪邪也。二者治法，皆当用黄芪、当归、人参、白芍、甘草、桂枝、升麻、葛根、秦艽、白芷、防风、黄柏、苏木、红花，水酒各半，煎，微热服。如初起有外感者，加葱白三茎同煎，取微汗自愈。

此症又有心中虚极，不能运于口耳之间，轻则歪邪，重则不语。方用：

人参三钱　白术五钱　茯苓三钱　半夏二钱　甘草一钱
菖蒲三钱　肉桂二钱　当归一两　白芍三钱　水煎服。二剂愈。

又治法：令一人抱住身子，又一人抱住歪邪之耳轮，再令一人手摩其歪邪之处，至数百下，使面上火热而后已，少顷，口眼如故矣。最神效。

半身不遂

此症宜于心胃而调理之。盖心为天真神机开发之本，胃是谷府，充大真气之标。标本相得，则心膈间之膻中气海，所留宗气盈溢，分布五脏三焦，上下中外，无不周偏。若标本相失，不能致其气于气海，而宗气散矣。故分布不周于经脉，则偏枯，不周于五脏，则喑。即此言之，未有不因真气不周而病者也。法宜黄芪为君，参、归、白芍为臣，防风、桂枝、钩藤、竹沥、姜、韭、葛、梨、乳汁为佐，治之而愈。若杂投乎乌、附、羌活之类，以涸荣而耗卫，如此死者，医杀人也。

半身不遂，口眼歪邪

方用：

人参五钱 黄芪一两 当归五钱 白术五钱 半夏三钱 干葛三钱 甘草一钱 红花二钱 桂枝钱半 水二樽，姜三片，枣二枚，煎服。

此症人多用风药治之，殊不见功。此药调理气血，故无不效。

痫 症

此症忽然卧地，作牛马猪羊之声，吐痰如涌泉者，痰迷心窍也。盖因寒而成，感寒而发也。方用：

人参三钱　白术一两　茯神五钱　山药三钱　薏仁五钱　肉桂一钱　附子一钱　半夏三钱　水煎服。又方：

人参一两　白术五钱　茯神一两　半夏一两　南星一钱　附子一钱　柴胡一钱　菖蒲三分　水煎服。此本治寒狂之方，治痫亦效。

癫狂门

癫　狂

此症多生于脾胃之虚寒，饮食入胃，不变精而变痰，痰迷心窍，遂成癫狂。苟徒治痰而不补气，未有不死者也。方用：

人参五钱　白术一两　半夏三钱　陈皮一钱　甘草五分　干姜一钱　菖蒲五分　白芥子五钱　肉桂一钱　水煎服。

如女人得此症，去肉桂，加白芍、柴胡、黑栀，治之亦最神效。

发狂见鬼

此症气虚而中痰也，宜固其正气而佐以化痰之品。方用：

人参一两　白术一两　半夏三钱　南星三钱　附子一钱　水煎服。

发狂不见鬼

此是内热之症。方用：

人参三钱　白芍三钱　半夏三钱　南星二钱　黄连二钱　陈皮一钱　甘草一钱　白芥子一钱　水煎服。

狂　症

此症有因寒得之者，一时之狂也，可用白虎汤以泻火。更有终年狂而不愈者，或拿刀杀人，或骂亲戚，不认儿女，见水大喜，见食大恶，此乃心气之虚，而热邪乘之，痰气侵之也。方用化狂丹：

人参一两　白术一两　茯神一两　附子一分　半夏三钱　菟丝子三钱　菖蒲一钱　甘草一钱　水煎服。

一剂狂定。此方妙在补心脾胃三经而化其痰，不去泻火。盖泻火则心气益伤，而痰涎益盛，狂何以止乎？尤妙微用附子，引补心消痰之品，直入心中，则气易补而痰易消，又何用泻火之多事哉？

寒　狂

凡发狂骂人，未渴索饮，与水不饮者，寒症之狂也。此必气郁不舒，怒气未泄。其人必性情过于柔弱，不能自振者耳，宜补气消痰。方用：

人参一两　白术五钱　茯神一两　半夏一钱　南星一钱　附

子—钱　菖蒲三分　柴胡—钱　水煎服。药下喉，睡熟醒来，病如失也。

怔忡惊悸门

怔忡不寐

此症心经血虚也。方用：

人参三钱　当归三钱　茯神三钱　丹皮二钱　麦冬三钱　甘草—钱　生枣仁五钱　熟枣仁五钱　菖蒲—钱　五味子—钱　水煎服。

此方妙在用生熟枣仁。生使其日间不卧，熟使其夜间不醒，又以补心之药为佐，而怔忡安矣。

心惊不安，夜卧不睡

此心病而实肾病也，宜心肾兼治。方用：

人参三两　茯苓三两　茯神三两　远志二两　熟地三两　枣仁—两,生　山萸三两　当归三两　菖蒲三钱　黄连五钱　肉桂五钱　白芥子—两　麦冬三两　砂仁五钱　蜜丸，每日下五钱，汤酒俱可。

此方治心惊不安与不寐耳。用人参、当归、茯神、麦冬足矣。即为起火不寐，亦不过用黄连足矣，何以反用熟地、山萸补肾之药，又加肉桂以助火？不知人之心惊，乃肾气不入于心也；不寐，乃心气不归于肾也。今用熟地、山萸补肾，则肾气可通于心。肉桂以补命门之火，则肾气既温，相火有权，君火相得，自然上下同心，君臣合德矣。然补肾固是，而亦有肝气不上于心而成此症者，如果有之，宜再加白芍二两，兼补肝木，斯心泰然矣。

恐　怕

人夜卧，交睫则梦，争斗负败，恐怖之状难以形容，人以为心病，谁知是肝病乎！盖肝藏魂，肝血虚则魂失养，故交睫若魇。此乃肝胆虚怯，故负恐维多，此非大补，不克奏功。而草木之品，不堪任重，当以酒化鹿角胶，空腹服之，可愈。盖鹿角胶，大补精血，血旺则神自安矣。

神气不宁

人有每卧则魂飞扬，觉身在床而魂离体矣，惊悸多魇，通夕不寐，人皆以为心病也，谁知是肝经受邪乎！盖肝气一虚，邪气袭之，肝藏魂，肝中邪，魂无依，是以魂飞扬而若离体也。法用珍珠母为君，龙齿佐之。珍珠母入肝为第一，龙齿与肝同类，龙齿虎睛，今人例以为镇心之药，讵知龙齿安魂，虎睛定魄？东方苍龙木也，属肝而藏魂；西方白虎金也，属肺而藏魄。龙能变化，故魂游而不定；虎能专静，故魄止而有守。是以治魄不宁宜虎睛，治魂飞扬宜龙齿，药各有当也。

腰腿肩臂手足疼痛门

满身皆痛

手足心腹，一身皆痛，将治手乎？治足乎？治肝为主，盖肝气一舒，诸痛自愈。不可头痛救头，足痛救足也。方用：

柴胡一钱　甘草一钱　陈皮一钱　栀子一钱　白芍五钱　薏仁五钱　茯苓五钱　当归二钱　苍术二钱　水煎服。

此逍遥散之变化也，舒肝而又祛湿祛火，治一经而诸经无不愈也。

腰　痛

痛而不能俯者，湿气也。方用：

柴胡一钱　泽泻一钱　猪苓一钱　防己二钱　肉桂三分　白芥子一钱　白术五钱　甘草五钱　山药三钱　水煎服。

此方妙在入肾祛湿，不是入肾而补水。初痛者，一二剂可以奏功，日久必多服为妙。

腰　痛

痛而不能直者，风寒也。方用逍遥散加防己一钱，一剂可愈。若日久者，当加杜仲一两，改白术二钱，酒煎服，十剂而愈。又方：

杜仲一两，盐炒　破故纸五钱，盐炒　熟地三两　核桃仁二钱　白术三两　蜜丸，每日空心，白水送下五钱，服完可愈。如未痊愈，再服一料，必愈。

腰　痛

凡痛而不止者，肾经之病，乃脾湿之故。方用：

白术四两　薏仁三两　芡实二两　水六碗，煎一碗，一气饮之。此方治梦遗之病，亦神效。

腰腿筋骨痛

方用养血汤：

当归一钱　生地一钱　肉桂一钱　牛膝一钱　杜仲一钱　破故纸一钱　茯苓一钱　防风一钱　川芎五分　甘草三分　山萸二钱　核桃二个　土茯苓二钱　水酒煎服。

腰痛足亦痛

方用：

黄芪半斤　防风五钱　薏仁五两　杜仲一两　茯苓五钱

车前子三钱　肉桂一钱　水十碗，煎二碗，入酒，以醉为主，醒即愈。

腰足痛，明系是肾虚而气衰，更加之湿，自必作楚。妙在不补肾而单益气，盖气足则血生，血生则邪退，又助之薏仁、茯苓、车前之类祛湿，湿祛而血活矣。况又有杜仲之健肾，肉桂之温肾，防风之荡风乎！

腿　痛

身不离床褥，伛偻之状可掬，乃寒湿之气侵也。方用：

白术五钱　芡实二钱　茯苓一两　肉桂一钱　萆薢一两　杜仲三钱　薏仁二两　水煎。日日服之，不必改方，久之自奏大功。

两臂肩膊痛

此手经之病，肝气之郁也。方用：

当归三两　白芍三两　柴胡五钱　陈皮五钱　羌活三钱　白芥子三钱　半夏三钱　秦艽三钱　附子一钱　水六碗，煎三沸，取汁一碗，入黄酒服之，一醉而愈。

此方妙在用白芍为君，以平肝木，不来侮胃；而羌活、柴胡又祛风，直走手经之上；秦艽亦是风药，而兼附子攻邪，邪自退出；半夏、陈皮、白芥子，祛痰圣药，风邪祛而痰不留；更得附子无经不达，而其痛如失也。

手足痛

手足，肝之分野，而人乃为脾经之热，不知散肝木之郁结，而手足之痛自去。方用逍遥散，加：

栀子三钱　半夏二钱　白芥子二钱　水煎服，二剂，其痛如失。

盖肝木作祟，脾不敢当其锋，气散于四肢，结而不伸，所以作楚。今平其肝气，则脾气自舒矣。

胸背、手足、颈项、腰膝痛

筋骨牵引，坐卧不得，时时走易不定，此是痰涎伏在心膈上下，或令人头痛，夜间喉中如锯声，口流涎唾，手足重，腿冷。治法用控涎丹，不足十剂，其病如失矣。

背骨痛

此症乃肾水衰耗，不能上润于脑，则河车之路，干涩而难行，故作痛也。方用：

黄芪一两　熟地一两　山萸四钱　白术五钱　防风五钱　五味子一钱　茯苓三钱　附子一分　麦冬二钱　水煎服。

此方补气补水，祛湿祛风，润筋滋骨，何痛之不愈哉？

腰痛兼头痛

上下相殊也，如何治之乎？治腰乎？治头乎？谁知是肾气不通乎！盖肾气上通于脑，而脑气下达于肾，上下虽殊，而气实相通。法当用温补之药，以大益其肾中之阴，则上下之气通矣。方用：

熟地一两　杜仲五钱　麦冬五钱　五味子二钱　水煎服。一剂即愈。方内熟地、杜仲，肾中药也，腰痛是其专功，今并头而亦愈者何也？盖此头痛，是肾气不上达之故，用补肾之味，则肾气旺而上通于脑，故腰不痛而头亦不痛矣。

心腹痛门

心痛辨

心痛之症有二：一则寒气侵心而痛，一则火气焚心而痛。寒气侵心者，手足反温；火气焚心者，手足反冷，以此辨之最得。

寒　痛

方用：

良姜三钱　肉桂一钱　白术三钱　甘草一钱　草乌三钱

贯仲三钱　水煎服。

热痛

方用：

黑栀三钱　甘草一钱　白术五钱　半夏一钱　柴胡一钱
水煎服。

心不可使痛，或寒或火，皆冲心包耳。

久病心痛

心乃神明之君，一毫邪气不可干犯，犯则立死。经年累月而痛者，邪气犯心包络也。但邪有寒热之辨，如恶寒、见水如仇，火熨之则快，此寒邪也。方用：

苍术二钱　白术五钱　当归一两　肉桂一钱　良姜一钱
水煎服。

久病心痛

如见水喜悦，手按之而转痛者，热气犯心包络也。方用：

白芍一两　黑栀三钱　甘草一钱　当归三钱　生地三钱
陈皮八分　水煎服。

寒热二症，皆责之于肝也。肝属木，心属火，木衰不能生火，则包络寒，补肝而邪自退。若包络之热，由于肝经之热，泻肝而火自消也。

腹 痛

痛不可忍，按之愈痛，口渴饮以凉水，则痛少止。少顷，依然大痛，此火结在大小肠也。若不急治，一时气绝。方用定痛如神汤：

黑栀三钱　甘草一钱　茯苓一两　白芍五钱　苍术三钱　厚朴一钱　水煎服。

此方舒肝经之气，利膀胱之水，泻水逐瘀，再加大黄一钱，水煎服，勿迟。

腹 痛

肠中有痞块，一时发作而痛，不可手按者，方用：

白术二两　枳实一两　马粪五钱，炒焦　好酒煎服。

冷气心腹痛

方用火龙丹：

硫磺一两，醋制　胡椒一钱　白矾四钱　醋打荞面为丸，如桐子大，每服二十五丸，米汤下。

胃气痛

人病不能饮食，或食而不化，作痛作满，或兼吐泻，此肝木克脾土也。方用：

白芍二钱　当归二钱　柴胡二钱　茯苓二钱　甘草一钱

白芥子一钱　白术三钱　水煎服。

有火，加栀子二钱；无火，加肉桂一钱；有食，加山楂三钱；伤面食，加枳壳一钱、麦芽一钱；有痰，加半夏一钱。有火能散，有寒能驱，此右病而左治之也。

麻木门

手麻木

此乃气虚而寒湿中之，如其不治，三年后必中大风。方用：

白术五钱　黄芪五钱　陈皮五分　桂枝五分　甘草一两
水煎服。

手　麻

十指皆麻，面目失色，此亦气虚也。治当补中益气汤，加木香、麦冬、香附、羌活、乌药、防风，三剂可愈。

手足麻木

四物汤加人参、白术、茯苓、陈皮、半夏、桂枝、柴胡、羌活、防风、秦艽、牛膝、炙草，姜、枣引，煎服，四剂愈。

木

凡木是湿痰死血也,用四物汤加陈皮、半夏、茯苓、桃仁、红花、白芥子、甘草、竹沥、姜汁,水煎服。

腿麻木

方用导气散:

黄芪_{二钱} 甘草_{钱半} 青皮_{一钱} 升麻_{五分} 柴胡_{五分} 五味子_{三十粒} 归尾_{五分} 泽泻_{五分} 陈皮_{八分} 红花少许

水煎,温服。甚效。

两手麻木,困倦嗜卧

此乃热伤元气也。方用益气汤:

人参_{一钱} 黄芪_{二钱} 甘草_{一钱} 灸草_{五分} 柴胡_{七分} 五味子_{三十粒} 白芍_{七分} 姜三片 枣二枚 水煎热服。

浑身麻木

凡人身体麻木不仁,两目羞明怕日,眼涩难开,视物昏花,睛痛。方用神效黄芪汤:

黄芪_{一钱} 陈皮_{五分} 人参_{八分} 灸草_{四分} 白芍_{一钱} 蔓荆子_{二分} 如有热,加黄柏三分,水煎服。

麻木痛

风寒湿三气，合而成疾，客于皮肤肌肉之间，或痛或麻木。方用：

牛膝胶_{二两} 南星_{五钱} 姜汁_{半碗} 共熬膏摊贴，再以热鞋底熨之，加羌活、乳香、没药，更妙。

足 弱

此症不能步履，人以为肾水之虚，谁知由于气虚而不能运动乎！方用补中益气汤，加：

牛膝_{三钱} 金石斛_{五钱} 黄芪_{一两} 人参_{三钱} 水煎服。

筋 缩

凡人一身筋脉，不可有病，病则筋缩而身痛，脉涩而体重矣。然筋之舒，在于血和；而脉之平，在于气足，故治筋必先须治血，而治脉必须补气。人若筋急拳缩，伛偻而不能直立者，皆筋病也。方用：

当归_{一两} 白芍_{五钱} 薏仁_{五钱} 生地_{五钱} 元参_{五钱} 柴胡_{一钱} 水煎服。

此方妙在用柴胡一味，入于补药中。盖血亏则筋病，用补药以治筋，宜矣，何又用柴胡？夫肝为筋之主，筋乃肝之余，气不顺，筋自缩急。今用柴胡以舒散之，郁气既除，而又济之，以大剂补血，则筋得其养矣。

胁痛门

两胁有块

左胁有块作痛,是死血也;右胁有块作痛,是食积也。遍身作痛,筋骨尤甚,不能伸屈,口渴目赤,头眩痰壅,胸不利,小便短赤,夜间殊甚,又遍身作痒如虫行,人以为风也,谁知是肾气虚而热也。法用六味地黄汤,加栀子、柴胡,是乃正治也。三剂见效。

左胁痛

左胁痛,肝经受邪也。方用:

黄连二钱,吴萸炒　柴胡一钱　当归一钱　青皮一钱　桃仁一钱,研　川芎八分　红花五分　水煎食,远服。有痰,加陈皮、半夏。

右胁痛

此是邪入肺经也。方用:

片姜黄二钱　枳壳二钱　桂心二分　炙草五分　陈皮五分　半夏五分　水煎服。

左右胁俱痛

方用：

柴胡　川芎　青皮　枳壳　香附　龙胆草　当归　砂仁　甘草　木香　姜水煎服。

两胁走注

两胁走注，痛而有声者，痰也。方用二陈汤，去甘草，加枳壳、砂仁、广木香、川芎、青皮、苍术、香附、茴香，水煎服。

胁痛身热

此痨也。用补中益气汤，加川芎、白芍、青皮、砂仁、枳壳、茴香，去黄芪，水煎服。

胁　痛

此乃肝病也，故治胁痛必须平肝，平肝必须补肾，肾水足而后肝气有养，不治胁痛而胁痛自平也。方用肝肾兼资汤：

熟地一两　白芍二两　当归一两　黑栀一钱　山萸五钱　白芥子三钱　甘草三钱　水煎服。

胁痛咳嗽

咳嗽气急脉滑数者，痰结痛也。

瓜蒌仁　枳壳　青皮　茴香　白芥子　水煎服。

浊淋门

二浊五淋辨

浊淋二症，俱小便赤也。浊多虚，淋多实，淋痛浊不痛，为异耳。浊淋俱属热症，惟其不痛，大约属湿痰下陷及脱精所致；惟其有痛，大约纵淫欲火动，强留败精而然，不可混治。

淋　症

方用五淋散：

淡竹叶一钱　赤茯苓一钱　芥穗一钱　车前子五钱　灯心一钱　水煎服。

浊　症

方用清心莲子饮：

石莲子二钱半　人参二钱半　灸草二钱　麦冬钱五分　黄芪一钱半　赤茯苓二钱　地骨皮一钱半　车前子一钱半　甘草五分　水煎服。

肾病门[1]

阳强不倒

此虚火炎上而肺气不能下行故耳。若用黄柏、知母，煎汤饮之，立时消散。然自倒之后，终年不能振起，亦非善治之法也。方用：

元参三两　麦冬三两　肉桂三分　水煎服。

此方妙在用元参以泻肾中之火肉桂入其宅，麦冬助肺金之气，清肃下行，以生肾水，水足则火自息矣，不求倒而自倒矣。

阳痿不举

此症乃平日过于琢削，日泄其肾中之水，而肾中之火亦因之而消亡，盖水去而火亦去，必然之理。有如一家人口，厨下无水，何以为炊？必有水而后取柴炭以煮饭，不则空铛也。方用：

熟地一两　山萸四钱　远志一钱　巴戟一钱　肉桂二钱　肉苁蓉一钱　人参三钱　茯神二钱　杜仲一钱　白术五钱　水煎服。

---

[1] 肾病门：此三字原无，据目录加。

尿血又便血

便血出于后阴，尿血出于前阴，最难调治，然总之出血于下也。方用：

生地一两　地榆三钱　水煎服，二症俱愈。

盖大小便各有经络，而其症皆因膀胱之热也。生地、地榆，俱能清膀胱之热，一方而两用之也，盖分之中有合。

疝　气

方用去铃丸：

大茴香一斤　姜汁一斤　将姜汁入茴香内浸一宿，入青盐二两，同炒红为末，酒丸桐子大，每服三十丸，温酒或米汤送下。

肾子痛

方：

泽泻一钱　陈皮一钱　丹皮三分　吴萸五分　赤苓一钱　小茴香三分　苍术五分　枳实三分　山楂四分　苏梗四分　姜水煎服。又方：

酒炒大茴香　酒炒小茴香　赤石脂煅　广木香各等分，乌梅肉捣烂为丸，如桐子大，空心，每服十五丸，葱酒送下，立效。

偏　坠

方用：

小茴香、猪苓等分，微炒为末，空心，盐水冲服，热盐熨，亦甚效。

杂　方

病在上而求诸下

头痛目痛，耳红腮肿，一切上焦等症，除清凉发散正治外，人即束手无策，而不知更有三法：如大便结，脉沉实者，用酒蒸大黄三钱，微下之，名釜底抽薪之法。如大便泻，脉沉足冷者，宜六味地黄汤，加牛膝、车前、肉桂；足冷甚者，加熟附子，是冷极于下，而迫其火之上升也，此名导龙入海之法。大便如常，脉无力者，用牛膝、车前引下之，此名引火归源之法也。

病在下而求诸上

凡治下焦病，用本药不愈者，须从上治之。如足痛足肿，无力虚软，膝疮红肿，用木瓜、薏仁、牛膝、防己、黄柏、苍术之品，不效者，定是中气下陷，湿热下流，用补中益气升提之；如足软不能行而能食，名曰痿症，宜清肺热；如治泄泻，用实脾利水之剂，不效者，亦用补中益气，去当归，加炮姜、苍术，脉迟加肉蔻、故纸；如尿血，用凉血利水药，不效，宜清心莲子饮，若清心不止，再加升、柴；如治便血，用止涩之药，不效，或兼泄泻，须察其脉。如右关微，或数大无力，是脾虚不摄血，宜六君子加炮姜；若右关沉紧，是饮食伤脾，不能摄血，加沉香二分；右寸洪数，是实热在肺，宜清肺，麦冬、花粉、元参、枯芩、桔梗、五味子、枳壳等味。

疮　毒

方用如神汤：

银花一两　当归一两　蒲公英一两　荆芥一钱　连翘一钱　甘草三钱　水煎服。

头面上疮

方用：

银花二两　当归一两　川芎五钱　桔梗三钱　黄芩一钱　蒲公英三钱　甘草五钱　水煎服。二剂痊消。

头疮不可用升提之药，最宜用降火之品，切记之！

身上手足之疮疽

方用：

银花三钱　当归一两　甘草三钱　牛子二钱　花粉五钱

蒲公英三钱　芙蓉叶七片，无叶用根　水煎服。

统治诸疮

方用：
花粉　甘草　银花　蒲公英　水煎服。
二剂痊愈。此方消毒，大有其功，诸痈诸疽，不论部位，皆治之。

黄水疮

方用：
雄黄、防风煎汤，洗之即愈。

手　汗

方用：
黄芪一两　干葛一两　荆芥三钱　防风三钱　水煎一盆，热熏温洗，三次愈。

饮砒毒

用生草三两，加羊血半碗，和匀饮之，立吐而愈。若不吐，速用大黄二两，甘草五钱，白矾一两，当归三两，水煎数碗，饮之，立时大泻，即生。

补 肾

方用：

大盐青菽苇七寸，煮核桃。

嚏喷法

法用：

生半夏为末，水丸，绿豆大，入鼻孔，必嚏喷不已，用水饮之，立止。通治中风不语及中恶中鬼，俱妙。

破伤风

方用：

蝉蜕，去净头足，为末五钱，用好酒一碗煎滚，入末，调匀服之，立生。又方：

升麻油、头发、马尾、罗底、羊粪，且各等分，共为末，黄酒冲服。

疯狗咬伤

用：

手指甲焙黄为末，滚黄酒冲服，发汗即愈。忌床事百日。

小儿科

色

小儿鼻之上、眼之中,色红者,心热也,红筋横直,现于山根,皆心热也;色紫者,心热之甚,而肺亦热也;色青者,肝有风也,青筋横直现者,肝热也,直者风上行,横者风下行也;色黑者,风甚,而肾中有寒也;色白者,肺中有痰;黄者,脾胃虚而作泻。一观其色,而疾可知矣。

脉

大人看脉于寸关尺,小儿不然,但看其数不数而已。数甚则热,不数则寒也。数之中,浮者,风也;沉者,寒也;缓者,湿也;涩者,邪也;滑者,痰也;有止歇者,痛也。如此而已,余不必过谈也。

三 关

小儿虎口,风、气、命三关,紫属热,红属寒,青属惊风,白属疳。风关轻,气为重,若至命关,则难治矣。

不食乳

小儿不食乳，心热也。葱煎乳汁，令小儿服之，亦妙。不若用黄连三分，煎汤一分，灌数次即食矣，神效。

脐不干

用车前子炒焦，为细末，敷之即干。

山　根

山根之上，有青筋直现者，乃肝热也。方用：
柴胡三分　白芍一钱　当归五分　半夏三分　白术五分　茯苓一钱　山楂三个　甘草一分　水煎服。

有青筋横现者，亦肝热也。直者风上行，横者风下行。用前方加柴胡五分　麦芽一钱　干姜一分　水煎服。

有红筋直现者，心热也。亦用前方加黄连一分、麦冬五分，去半夏，加桑白皮、天花粉各二分，水煎服。

有红筋斜现者，亦心热也。亦用前方加黄连二分。热积于胸中，不可用半夏，用桑白皮、花粉可也。

有黄筋现于山根者，不论横直，总是脾胃之症，或吐或泻，腹痛或不思食。方用：
白术五分　茯苓五分　陈皮二分　人参二分　神曲一分　淡竹叶七分　麦芽二分　甘草一分　水煎服。

有痰，加半夏一分、白芥子二分；如口渴有热者，加麦冬三分、黄芩一分；有寒，加干姜一分；吐，加白蔻一粒；泻，加猪苓五分。腹痛按之大叫者，食也，加大黄三分、枳实一分；按之不呼号者，寒也，加干姜三分。如身发热者，不可用此方。

发　热

不拘早晚发热，俱用万全汤，神效。

柴胡三分　白芍一钱　当归五分　白术三分　茯苓二分　甘草一分　山楂三个　黄芩三分　苏叶一分　麦冬一钱　神曲三分　水煎服。

冬加麻黄一分，夏加石膏三分，春加青蒿三分，秋加桔梗三分。有食，加枳壳三分；有痰，加白芥子三分；吐，加白蔻一粒，泻，加猪苓一钱。小儿诸症不过如此，不可作惊风治之。如果有惊风，加人参五分，其效如神。

凡潮热、积热、疟热，乃脾积寒热，俱用姜、梨引。

柴胡、人参、黄芩、前胡、秦艽、甘草、青蒿各一分，童便浸，晒干，生地一寸，薄荷二叶，或生梨、生藕一片，水煎服，甚效。

感冒风寒

方用：

柴胡五分　白术一钱　茯苓三分　陈皮二分　当归八分　白芍一钱　炙草三分　半夏三分　水煎热服。

惊　风

世人动曰惊风，谁知小儿惊则有之，而风则无。小儿纯阳之体，不当有风，而状有风者，盖小儿阳旺内热，内热则生风，是非外来之风，乃内出之风也。内风作外风治，是速之死也。方用清火散风汤：

白术三分　茯苓二钱　陈皮一分　栀子三分　甘草一分　白芍一钱　半夏一分　柴胡五分　水煎服。

此方健脾平肝之圣药，肝平则火散，脾健则风止，断不可以风药表散之也。

惊　风

凡惊风皆由于气虚。方用压风汤：

人参五分　白术五分　甘草三分　茯神一钱　半夏三分　神曲五分　砂仁一粒　陈皮一分　丹砂三分　水煎服。治慢惊风，加黄芪。

痢 疾

方用：

当归一钱　黄连二分　白芍一钱　枳壳五分　槟榔五分　甘草三分　水煎温服。

红痢，倍黄连；白痢，加泽泻三分；腹痛，倍甘草，加白芍；小便赤，加木通三分；下如豆汁，加白术一钱；伤食，加山楂、麦芽各三分；气虚，加人参三分。

泄 泻

身热如火，口渴舌燥，喜冷饮而不喜热汤。方用泻火止泻汤：

车前子二钱　茯苓一钱　白芍一钱　黄连三分　泽泻五分　猪苓三分　麦芽一钱　枳壳二分　水煎服。

寒 泻

此症必腹痛而喜手按摩，口不渴而舌滑，喜热饮而不喜冷水也。方用散寒止泻汤：

人参一钱　白术一钱　茯苓二钱　肉桂二分　甘草一分　砂仁一粒　神曲五分　干姜二分　水煎服。

吐

此症虽胃气之弱，亦脾气之虚。小儿恣意饱食，不能消化，久之上冲于胃口而吐也。方用止吐速效汤：

人参一钱　白术一钱　砂仁一粒　茯苓二钱　陈皮二分　半夏一分　干姜一分　麦芽五分　山楂三个　水煎服。

咳嗽

方用：

苏叶五分　桔梗一钱　甘草一钱　水煎热服。有痰，加白芥子五分，便是。

疳症

此脾热而因乎心热也，遂至口中流涎，若不平其心火，则脾火更旺，湿热上蒸而口涎不能止。方用：

芦荟一钱　黄连三分　薄荷三分　茯苓二钱　甘草一分　桑白皮一钱　半夏三分　水煎服。

此心脾两清之圣药也，引火下行而疳自去矣。

口疳流水口烂神方

黄柏二钱　人参一钱　共为细末，敷口内，一日三次，即愈。此方用黄柏去火，人参健脾，大人用之，亦效。

疳症泻痢眼障神效方

石决明一两，醋煅　芦荟五钱　甘草三钱　川芎五钱　菊花四钱　白蒺藜五钱　胡黄连五钱　五灵脂五钱　细辛五钱　谷精草五钱　猪苓去筋，捣烂为丸，如米大，每服二十五丸，不拘时，米汤下。

疟　疾

方用：

柴胡六分　白术一钱　茯苓一钱　归身一钱　白芍钱半　半夏五分　青皮五分　厚朴五分　水煎成，露一宿，再温与服。

热多者，加人参、黄芪各五分；寒多者，加干姜三分；痰多者，加白芥子一钱；夜热，加何首乌、熟地各二钱；日发者不用加；腹痛，加槟榔三分。

便　虫

方用：

榧子五个，去壳　甘草三分　米饭为丸，服二次，则虫化为水矣。

积　虫

方用：

史君子十个，去壳，炒　槟榔一钱　榧子十个，去壳　甘草一

钱　米饭为丸，如桐子大，每服十丸，二日虫出，五日痊愈。

痘症回毒或疔肿

银花五钱　甘草一钱　人参二钱　元参一钱　水煎服。

痘疮坏症已黑者

人将弃之，药下喉即活。

人参三钱　陈皮一钱　蝉蜕五分　元参二钱　当归二钱　荆芥一钱　水煎服。

此乃元气虚而火不能发也。故用人参以补元气，元参去浮游之火；陈皮去痰开胃，则参无碍而相得益彰；荆芥以发之，又能引火归经；当归生新去旧，消瘀血；蝉蜕解毒除风。世人何知此妙法！初起时不可服，必坏症乃可服。

急慢风

三、六、九日，一切风俱治。

陈胆星　雄黄　朱砂　人参　茯苓　天竺黄　钩藤　牛黄　麝香　川郁金　柴胡　青皮　甘草　为细末，煎膏为丸，如豌豆大，真金一张为衣，阴干勿泄气，薄荷汤磨服。

治火丹神方

丝瓜子─两　柴胡─钱　元参─两　升麻─钱　当归五钱
水煎服。

又方：

升麻三钱　元参─两　干葛三两　青蒿三钱　黄芪三钱
水煎服。此二方详火症门。小儿用之，亦效，故又出之。此方妙在用青蒿，肝胃之火俱平，又佐以群药重剂，而火安有不灭者乎？

傅青主先生手著 《女科》

先生本有《女科》传于世，此数条《女科》未载，故存之。

产后以补气血为主

方用：

人参三钱　当归一两　川芎五钱　荆芥一钱,炒黑　益母草一钱　水煎服。

有风，加柴胡五分；有寒，加肉桂五分；血不净，加炒山楂十个；血晕，加炮姜五分；衄血，加麦冬两钱；夜热，加地骨皮五分；有食，加谷芽、山楂；有痰，加白芥子少许，余不必胡加。

胎漏胎动

此症气血两不足之故。方用：

人参二钱　白术五钱　杜仲一钱　枸杞一钱　山药二钱　归身三钱　茯苓二钱　熟地五钱　麦冬二钱　山萸二钱　五味子五分　甘草一钱　水煎服。

此方不寒不热，安胎之圣药也。胎动为热，不动为寒。

子 悬

此乃胎热子不安，身欲立起于胞中，若悬起之象。倘以气盛治之，立死矣。方用：

人参二钱　白术五钱　茯苓二钱　白芍五钱　黄芩一钱　归身二钱　杜仲二钱　熟地一两　生地二钱　水煎服。

此皆利腰脐之药，少加黄芩，胎得寒而自定。

白 带

产前无带也，有则难产之兆，即幸而顺生，产后必有血晕之事。方用黑豆三合，水三碗，煎汤两碗，入白果十个，红枣十个，再煎一碗入。

熟地一两　山萸四钱　茯苓三钱　泽泻二钱　丹皮二钱　薏仁四钱　山药四钱　加水二碗，煎服。

一剂止，二剂永不白矣。亦通治妇人白带，无不神效。

产妇气喘腹痛

此症少阴受其寒邪，而在内之真阳，必逼越于上焦，上假热而下真寒也。方用平喘祛寒汤：

人参三钱　麦冬三钱　白术五钱　肉桂二钱　吴萸一钱

一剂喘定，二剂痛止。必微凉顿服。

产妇呕吐下痢

此肾水泛溢,因肾水之衰也。急用补阳之药入于补阴之中,引火归源,水自下行矣。方用:

熟地一两　山萸五钱　人参五钱　白术一两　茯苓一两　附子一钱　肉桂三分　车前子一钱　水煎服。

血　崩

方用:

归身一钱,酒炒　生地钱二分　蒲黄三分,酒炒　木通五分　地榆三分,酒洗　丹皮五分,酒炒　白术一钱　橘红七分　三七根五分　香附五分,童便浸　姜三片　酒一杯,水一杯,煎九分,空心服。

产后大喘大汗

此乃邪入于阳明,寒变为热,故大喘大汗。平人得此病,当用白虎汤,而产妇气血大虚,何可乎?方用补虚降火汤:

麦冬一两　人参五钱　元参五钱　桑叶十四片　苏子五分　水煎服。

此方以麦冬、人参补气,元参降火,桑叶止汗,苏子定喘,助正而不攻邪,邪退而不损正,实有奇功。

产后亡阳发狂

大抵亡阳之症，用药汗止，便有生机，宜先止汗而后定狂。方用收汗汤：

人参三两　桑叶三十片　麦冬二两　元参一两　青蒿五钱

水煎服。

一剂汗止，二剂狂定。后改人参、麦冬、五味子、当归、川芎调理。此方只可救亡阳之急症，一时权宜之计，二剂后必须改方。

产门症

方用：

黄柏三钱,炒　轻粉五分　儿茶二钱　冰片五分　麝香三分　蚯蚓粪三钱　白薇三钱　乳香三钱,炒,去油　铅粉三钱　潮脑三钱　共为细末，调匀擦疮。

此方治产门疮最效，亦通治诸疮。

打死胎

用细磁片为细末，或黄酒，或温水，调下三钱，即出。

傅青主女科

序

　　青主先生于明季时，以诸生伏阙上书，讼袁临侯冤事，寻得白，当时义声动天下。《马文甬义士传》比之裴瑜、魏邵。国变后，隐居崛峒山中，四方仰望丰采。己未鸿词之荐，先生坚卧不赴，有司敦促就道，先生卒守介节。

　　圣祖仁皇帝鉴其诚，降旨：傅山文学素著，念其年迈，从优加衔，以示恩荣。遂授内阁中书，听其回籍。盖其高尚之志，已久为圣天子所心重矣。而世之称者，乃盛传其字学与医术，不已细哉！字为六艺之一，先生固尝究心；若医者，先生所以晦迹而逃名者也，而名即随之，抑可奇矣。且夫医亦何可易言？自后汉张仲景创立方书以来，几二千年，专门名家罕有穷其奥者。先生以余事及之，遽通乎神。余读《兼济堂文集》并《觚剩》诸书，记先生轶事，其诊疾也微而臧，其用方也奇而法，有非东垣、丹溪诸人所能及者。昔人称张仲景有神思而乏高韵，故以方术名。先生既擅高韵，又饶精思，贤者不可测如是耶！向闻先生有手著《女科》并《产后书》二册，未之见也。近得抄本于友人处。乙酉适世兄王奎章来省试，具道李子缉中贤。至丙戌冬，果寄赀命付剞劂，甚盛德事也。故乐为序而行之，并述先生生平大节及圣朝广大之典，不禁为之掩卷而三叹也。道光丁亥夏五月丹崖张凤翔题

医小技也，然非具大知识、大愿力者，不能窥其微。青主先生负绝人之姿，晚年尤耽养生术，所谓具大知识、大愿力者也。闻丹崖先生处得先生所著医书二种，择精语详，无复遗蕴，向无刊本，因梓而行之。为弁数言于简端。缉中氏李缵唐跋

女科上卷

阳曲傅青主征君手著　太平鲁清藩亦价校字

带　下①

白带下（一）

【原文】

夫带下俱是湿症。而以带名者，因其带脉不能约束而病此患，故以名之。然带脉通于任督，任督病而带脉始病。带脉者，所以约束胞胎之系也。带脉无力，则难以提系，必然胎胞不固。故曰：带弱则胎易坠，带伤则胎不牢，其信然与！然而带脉之伤，非独跌闪挫气已也，或行房而放纵，或饮酒而颠狂，虽无疼痛之苦，而有暗耗之害，则其气不能化经水，而反变为带病矣。故病带者，惟尼师、寡妇、出嫁之女多有之，而在室女则少也。况加之以脾气之虚，肝气之郁，湿气之侵，热气之逼，安得不成带下之病哉？故妇人有终年累月下流白

---

① 带下：此二字原无，据目录加。

物，如涕如唾，不能禁止，甚则臭秽者，所谓白带也。夫白带者，乃湿盛而火衰，肝郁而气弱，则脾土受伤，湿土之气下陷，是以脾精不守，而不能化荣血以为经水，而反变成白滑之物，由阴门而直下，欲自禁而不可得也。治法宜大补脾胃之气，而稍佐以舒肝之品，使风木不闭塞于地中，则地气自升腾于天上，脾气健而湿气消，自无白带之患焉。方用**完带汤**。

白术一两，土炒　山药一两，炒　人参二钱　白芍五钱，酒炒　车前子三钱，酒炒　苍术三钱，制　甘草一钱　陈皮五分　黑芥穗五分　柴胡六分

水煎服。二剂轻，四剂止，六剂则白带痊愈。此方脾、胃、肝三经同治之法，寓补于散之中，寄消于升之内，开提肝木之气，则肝血不燥，何至下克脾土；补益脾土之元，则脾气不湿，何难分消水气。至于补脾而兼以补胃者，由里以及表也。脾非胃气之强，则脾之弱不能旺，是补胃正所以补脾耳。

【眉批】

妇科一门，最属难治。不难于用方，难于辨症也。五带症辨之极明，立方极善。倘用之不效者，必其人经水不调，须于调经、种子二门参酌治之，无不见效。即如白带症，倘服药不效，其人必经水过期，少腹急迫，宜服宽带汤，余宜类参，方见三十三。

青带下（二）

【原文】

妇人有带下而色青者，甚则绿如绿豆汁，稠黏不断，其气腥臭，所谓青带也。夫青带，乃肝经之湿热。肝属木，而木之色属青，带下流如绿豆汁，明明是肝木之病矣。但肝木最喜水润，湿亦水之积，似湿非肝木之所恶，何以竟成青带之症？不知水为肝木之所喜，而湿实肝木之所恶，以湿为土之气故也。以所恶者合之所喜，必有违者矣。肝之性既违，则肝之气必逆。气欲上升，而湿欲下降，两相牵掣，以停住于中焦之间，而走于带脉，遂从阴器而出。其色青绿者，正以其乘肝木之气化也。逆轻者，热必轻而色青；逆重者，热必重而色绿。似乎治青易而治绿难，然而均无所难也。解肝木之火，利膀胱之水，则青绿之带病均去矣。方用**加减逍遥散**。

茯苓五钱　白芍酒炒，五钱　甘草生用，五钱　柴胡一钱　陈皮一钱　茵陈三钱　栀子三钱，炒

水煎服。二剂而色淡，四剂而青绿之带绝，不必过剂矣。夫逍遥散之立法也，乃解肝郁之药耳，何以用之治青带若斯其神与？盖湿热留于肝经，因肝气之郁也，郁则必逆，逍遥散最能解肝之郁与逆。郁逆之气既解，则湿热难留。而又益之以茵陈之利湿，栀子之清热，肝

气得清，而青绿之带又何自来？此方之所以奇而效捷也。倘仅以利湿清热治青带，而置肝气于不问，安有止带之日哉？

【眉批】

脾土喜燥而恶湿，土病湿则木必乘之，木又为湿土之气所侮，故肝亦病，逍遥散减去当归，妙极。

黄带下（三）

【原文】

妇人有带下而色黄者，宛如黄茶浓汁，其气腥秽，所谓黄带是也。夫黄带，乃任脉之湿热也。然任脉本不能容水，湿气安所得而入而化为黄带乎？不知带脉横生，通于任脉，任脉直上走于唇齿，唇齿之间，原有不断之泉，下贯于任脉以化精，使任脉无热气之绕，则口中之津液尽化为精，以入于肾矣。惟有热邪存于下焦之间，则津液不能化精，而反化湿也。夫湿者，土之气，实水之侵；热者，火之气，实木之生。水色本黑，火色本红，今湿与热合，欲化红而不能，欲返黑而不得，煎熬成汁，因变为黄色矣。此乃不从水火之化，而从湿化也。所以世之人，有以黄带为脾之湿热，而单去治脾而不得痊者，是不知真水、真火合成丹邪、元邪，绕于任脉胞胎之间，而化此黔色也。单治脾何能痊乎？法宜补任脉之虚，而清肾火之炎，则庶几矣。方用**易黄汤**。

山药一两，炒　芡实一两，炒　黄柏二钱，盐水炒　车前子一钱，酒炒　白果十枚，碎

水煎。连服四剂，无不痊愈。此不特治黄带方也，凡有带病者，均可治之，而治带之黄者，功更奇也。盖山药、芡实专补任脉之虚，又能利水，加白果引入任脉之中，更为便捷，所以奏功之速也。至于用黄柏清肾中之火也，肾与任脉相通以相济，解肾中之火，即解任脉之热矣。

【眉批】

"丹邪元邪"四字未晰，拟易以真水真火为湿热之气所侵，绕于任脉云云，较无语病。然原书究不可轻改，姑仍之。

凡带病多系脾湿。初病无热，但补脾土兼理冲任之气，其病自愈。若湿久生热，必得清肾火而湿始有去路。方用黄柏、车前子，妙。

黑带下（四）

【原文】

妇人有带下而色黑者，甚则如黑豆汁，其气亦腥，所谓黑带也。夫黑带者，乃火热之极也。或疑火色惟红，何以成黑？谓为下寒之极或有之。殊不知火极似

水，乃假象也。其症必然腹中疼痛，小便时如刀之刺，阴门必发肿，面色必发红，日久必黄瘦，饮食必兼人，口中必热渴，饮以凉水，少觉宽快。此胃火太旺，与命门、膀胱、三焦之火，合而熬煎，所以熬干而变为炭色，断是火热之极之变，而非少有寒气也。此等之症，不至发狂者，全赖肾水与肺金无病，其生生不息之气，润心济胃以救之耳。所以但成黑带之症，是火结于下而不炎于上也。治法惟以泄火为主，火热退而湿自除矣。方用**利火汤**。

大黄三钱　白术五钱，土炒　茯苓三钱　车前子三钱，酒炒　王不留行三钱　黄连三钱　栀子三钱，炒　知母二钱　石膏五钱，煅　刘寄奴三钱

水煎服。一剂而小便疼止而通利，二剂而黑带变为白，三剂而白亦少减，再三剂而痊愈矣。或谓此方过于迅利，殊不知火盛之时，用不得依违之法，譬如救火之焚，而少为迁缓，则火势延燃，不尽不止。今用黄连、石膏、栀子、知母，一派寒凉之品，入于大黄之中，则迅速扫除；而又得王不留行与刘寄奴之利湿甚急，则湿与热俱无停住之机；佐白术以辅土、茯苓以渗湿、车前以利水，则火退水进，便成既济之卦矣。

【眉批】

病愈后当节饮食，戒辛热之物，调养脾土。若恃有此方，病发即服，必伤元气矣。慎之！

赤带下（五）

【原文】

妇人有带下而色红者，似血非血，淋沥不断，所谓赤带也。夫赤带亦湿病，然湿是土之气，宜见黄白之色，今不见黄白而见赤者，火热之故也。火之色赤，故带下亦赤耳。惟是带脉系于腰脐之间，近乎至阴之地，不宜有火。而今见火症，岂其路通于命门，而命门之火出而烧之耶？不知带脉通于肾，而肾气通于肝。妇人忧思伤脾，又加郁怒伤肝，于是肝经之郁火内炽，下克脾土，脾土不能运化，而致湿热之气蕴于带脉之间。而肝不藏血，亦渗于带脉之内，皆由脾气受伤，运化无力，而湿热之气，随气下陷，同血俱下，所以似血非血之形象，现于其色也。其实血与湿不能两分之，世人以赤带属之心火，误矣！治法须清其肝之火而扶其脾之气，则庶几可愈。方用**清肝止淋汤**。

白芍一两，醋炒　当归一两，酒洗　生地五钱，酒炒　阿胶三钱，白面炒　粉丹皮三钱　黄柏二钱　牛膝二钱　香附一钱，酒炒　红枣十个　小黑豆一两

水煎服。一剂而少止，二剂又少止，四剂痊愈，十剂不再发。此方但主补肝之血，全不利脾之湿者，以赤带之为病，火重而湿轻也。夫火之所以旺者，由于血之

衰，补血即足以制火。且水与血合而成赤带之症，竟不能辨其是湿非湿，则湿亦尽化而为血矣。所以治血则湿亦除，又何必利湿之多事哉！此方之妙，妙在纯于治血，而少加清火之味，故奏功独奇。倘一利其湿，而反引火下行，转难遽效矣。或问曰：先生前言助其脾土之气，今但补其肝木之血，何也？不知用芍药以平肝，则肝气得舒，肝气舒自不克土，脾不受克，则脾土自旺，是平肝正所以扶脾耳，又何必加人参、白术之品，以致累厥事哉！

【眉批】

不用参、术、苓，极妙。此症若误认为血漏，恐其久则成崩。用参、术、苓等药治之，多不见效，赤带反甚。若年逾四九，癸水将止，或频频见血，此崩症也，宜分别治之。

血 崩

昏暗（六）

【原文】

妇人有一时血崩，两目黑暗，昏晕在地，不省人事者，人莫不谓火盛动血也。然此火非实火，乃虚火耳。世人一见血崩，往往用止涩之品，虽亦能取效于一时，而虚火不用补阴之药，则易于冲击，恐随止而随发，以致经年累月不能痊愈者有之。是止崩之药，不可独用，必须于补阴之中而行其止崩之法。方用**固本止崩汤**。

大熟地一两，九蒸　白术一两，土炒焦　黄芪三钱，生用　当归五钱，酒洗　黑姜二钱　人参三钱

水煎服。一剂而崩止，十剂不再发。倘畏药味之重而减半，则力薄而不能止。方妙在全不去止血，而惟去补血，又不止补血，而更去补气，非惟补气，而更去补火。盖血崩而至于黑暗昏晕，则血已尽去，仅存一线之气，以为护持。若不急补其气以生血，而先补其血而遗气，则有形之血，恐不能遽生，而无形之气，必且至尽散，此所以不先补血而先补气也。然单补气，则血又不易生；单补血而不补火，则血又必凝滞，而不能随气而速生。况黑姜引血归经，是补中而又有收敛之妙，所以同补气补血之药而并用之耳。

【眉批】

若血崩数日，血下数斗，六脉俱无，鼻中微微有息，不可遽服此方，恐气将脱不能受峻补也。有力者用辽人参去芦三钱煎成，冲贯众炭末一钱服之，待气息微旺，然后服此方，仍加贯众炭末一钱，无不见效。无力者用无灰黄酒，冲贯众炭末三钱，服之，待其气接神清，始可服此方。人参以党参代之，临服亦加贯众炭末一钱冲入。

年老血崩（七）

【原文】

妇人有年老而血崩者，其症亦与前血崩昏暗者同，人以为老妇之虚耳，谁知是不慎房帏之故乎！夫妇人至五十岁之外，天癸匮乏，原宜闭关守寨，不宜出阵战争。苟或适兴，不过草草了事，尚不至肾火大动。倘兴酣浪战，亦如少年之好合，鲜不血室大开，崩决而坠矣。方用**加减当归补血汤**。

当归一两，酒洗　黄芪一两，生用　三七根末三钱　桑叶十四片

水煎服。二剂而血少止，四剂不再发。然必须断欲始除根。若再犯色欲，未有不重病者也。夫补血汤乃气血两补之神剂，三七根乃止血之圣药，加入桑叶者，所以滋肾之阴，又有收敛之妙耳。但老妇阴精既亏，用此方以止其暂时之漏，实有奇功，而不可责其永远之绩者，以补精之味尚少也。服此四剂后，再增入：白术五钱　熟地一两　山药四钱　麦冬三钱　北五味一钱　服百剂，则崩漏之根可尽除矣。

【眉批】

亦有孀妇年老血崩者，必系气冲血室，原方加杭芍炭三钱，贯众炭三钱，极妙。

少妇血崩（八）

【原文】

有少妇甫娠三月，即便血崩，而胎亦随堕，人以为挫闪受伤而致血崩，谁知是行房不慎之过哉！夫少妇行房，亦事之常耳，何便血崩？盖因其元气衰弱，事难两顾，一经行房泄精，则妊娠无所依养，遂致崩而且堕。凡妇人之气衰，即不耐久战，若贪欢久战，则必泄精太甚，气每不能摄夫血矣。况气弱而又娠，再加以久战，内外之气皆动，而血又何能固哉？其崩而堕也，亦无怪其然也。治法自当以补气为主，而少佐以补血之品，斯为得之。方用**固气汤**。

人参一两　白术五钱，土炒　大熟地五钱，九蒸　当归三钱，酒洗　白茯苓二钱　甘草一钱　杜仲三钱，炒黑　山萸肉二钱，蒸　远志一钱，去心　五味子十粒，炒

水煎服。一剂而血止，连服十剂痊愈。此方固气而兼补血。已去之血可以速生，将脱之血可以尽摄。凡气虚而崩漏者，此方最可通治，非仅治小产之崩。其最妙者，不去止血，而止血之味含于补气之中也。

交感血出（九）

【原文】

妇人有一交合，则流血不止者，虽不至于血崩之甚，而终年累月不得愈，未免血气两伤，久则恐有血枯经闭之忧矣。此等之病，成于经水正来之时，贪欢交合，精冲血管也。夫精冲血管，不过一时之伤，精出宜愈，何以久而流红？不知血管最娇嫩，断不可精伤者也。凡妇人之受孕也，必于血管已净之时，方保无虞。倘经水正旺，彼欲涌出而精射之，则欲出之血反退而缩入，既不能受精而成胎，势必至集精而化血。交感之际，淫气触动其旧日之精，则两相感召，旧精欲出，而血亦随之而出。治法须通其胞胎之气，引旧日之集精外出，而益之以补气补精之药，则血管之伤可以补完矣。方用**引精止血汤**。

人参五钱　白术一两，土炒　茯苓三钱，去皮　熟地一两，九蒸　山萸肉五钱，蒸　黑姜一钱　黄柏五分　芥穗三钱　车前子三钱，酒炒

水煎。连服四剂愈，十剂不再发。此方用参、术以补气，用地萸以补精，精气既旺，则血管流通；加入茯苓、车前以利水与窍，水利则血管亦利；又加黄柏为引，以直入血管之中，而引夙精出于血管之外；芥穗引

败血出于血管之内；黑姜以止血管之口。一方之中，实有调停曲折之妙，故能祛旧病而除陈疴。然必须慎房帏三月，破者始不至重伤，而补者始不至重损，否则，不过取目前之效耳。其慎之哉！宜寡欲。

【眉批】

欲种子者，必待落红后，即三十时辰两日半也。经来之时，数足三十时辰，便可入房。一日男，二日女，三日男，四日女，五日男，六日女，七日男，过七日即不能受孕矣。

郁结血崩（十）

【原文】

妇人有怀抱甚郁，口干舌渴，呕吐吞酸而血下崩者，人皆以火治之，时而效，时而不效，其故何也？是不识为肝气之郁结也。夫肝主藏血，气结而血亦结，何以反至崩漏？盖肝之性急，气结则其急更甚，更急则血不能藏，故崩不免也。治法宜以开郁为主。若徒开其郁，而不知平肝，则肝气太开，肝火更炽，而血亦不能止矣。方用**平肝开郁止血汤**。

白芍一两，醋炒　白术一两，土炒　当归一两，酒洗　丹皮三钱　三七根三钱，研末　生地三钱，酒炒　甘草二钱　黑芥穗二钱　柴胡一钱水煎服。一剂而呕吐止，二剂而干渴除，四剂而血崩愈。方中妙在白芍之平肝，柴胡之开郁，白术利腰脐，则血无积住之虞；荆芥通经络，则血有归还之乐；丹皮又清骨髓之热，生地复清脏腑之炎，当归、三七于补血之中，以行止血之法，自然郁结散而血崩止矣。

【眉批】

此方①入贯众炭三钱，更妙。

闪跌血崩（十一）

【原文】

妇人有升高坠落，或闪挫受伤，以致恶血下流，有如血崩之状者，若以崩治，非徒无益而又害之也。盖此症之状，必手按之而疼痛，久之则面色痿黄，形容枯槁，乃是瘀血作祟，并非血崩可比。倘不知解瘀而用补涩，则瘀血内攻，疼无止时，反致新血不得生，旧血无由化，死不能悟，岂不可伤哉！治法须行血以去瘀，活血以止疼，则血自止而愈矣。方用**逐瘀止血汤**。

生地一两，酒炒　大黄三钱　赤芍三钱　丹皮一钱　当归尾五钱　枳壳五钱，炒　龟板三钱，醋炙　桃仁十粒，泡炒，研

水煎服。一剂而疼轻，二剂而疼止，三剂而血亦全

---

① 方：原作"房"，据文义改。

止，不必再服矣。此方之妙，妙于活血之中，而佐以下滞之品，故逐瘀如扫，而止血如神。或疑跌闪升坠，是由外而伤内，虽不比内伤之重，而既已血崩，则内之所伤，亦不为轻，何以只治其瘀而不顾气也？殊不知跌闪升坠，非由内伤以及外伤者可比。盖本实不拨，去其标病可耳，故曰急则治其标。

【眉批】

凡跌打损伤致唾血、呕血，皆宜如此治法。若血聚胃中，宜加川、厚朴一钱半，姜汁炒。

血海太热血崩（十二）

【原文】

妇人有每行人道，经水即来，一如血崩，人以为胞胎有伤，触之以动其血也，谁知是子宫血海因太热而不固乎！夫子宫即在胞胎之下，而血海又在胞胎之上。血海者，冲脉也。冲脉太寒而血即亏，冲脉太热而血即沸。血崩之为病，正冲脉之太热也。然既由冲脉之热，则应常崩而无有止时，何以行人道而始来，果与肝木无恙耶？夫脾健则能摄血，肝平则能藏血。人未入房之时，君相二火，寂然不动，虽冲脉独热，而血亦不至外驰。及有人道之感，则子宫大开，君相火动，以热招热，同气相求，翕然齐动，以鼓其精房，血海泛滥，有不能止遏之势。肝欲藏之而不能，脾欲摄之而不得，故经水随交感而至，若有声应之捷，是惟火之为恙也。治法必须滋阴降火，以清血海而和子宫，则终身之病可半载而除矣。然必绝欲三月而后可。方用**清海丸**。

大熟地—斤，九蒸　山萸十两，蒸　山药十两，炒　丹皮十两　北五味三两，炒　麦冬肉十两　白术—斤，土炒　白芍—斤，酒炒　龙骨二两　地骨皮十两　干桑叶—斤　元参—斤　沙参十两　石斛十两

右十四味，各为细末，合一处，炼蜜丸桐子大，早晚每服五钱，白滚水送下，半载痊愈。此方补阴而无浮动之虑，缩血而无寒凉之苦，日计不足，月计有余，潜移默夺，子宫清凉，而血海自固。倘不揣其本而齐其末，徒以发灰、白矾、黄连炭、五倍子等药末，以外治其幽隐之处，山恐愈涩而愈流，而终必至于败亡也。可不慎与！

鬼　胎

妇人鬼胎[①]（十三）

【原文】

妇人有腹似怀妊[②]，终年不产，甚至二三年不生

---

① 妇人鬼胎：原无，据目录加。
② 妊：原作"衽"，据文义改。

者，此鬼胎也。其人必面色黄瘦，肌肤消削，腹大如斗。厥所由来，必素与鬼交，或入神庙而兴云雨之思，或游山林而起交感之念，皆能召祟成胎。幸其人不至淫荡，见祟而有惊惶，遇合而生愧恶，则鬼祟不能久恋，一交媾而即远去。然淫妖之气已结于腹，遂成鬼胎。其先尚未觉，迨后渐渐腹大，经水不行，内外相包，一如怀胎之状，有似血臌之形，其实是鬼胎，而非臌也。治法必须以逐秽为主。然人至怀胎数年不产，即非鬼胎，亦必气血衰微。况此非真妊，则邪气必旺，正不敌邪，其虚弱之状，必有可掬，乌可纯用迅利之药以祛荡乎？必于补中逐之为的也。方用**荡鬼汤**。

人参一两　当归一两　大黄一两　雷丸三钱　川牛膝三钱　红花三钱　丹皮三钱　枳壳一钱　厚朴一钱　小桃仁三十粒

水煎服。一剂而腹必大鸣，可泻恶物半桶；再服一剂，又泻恶物而愈矣。断不可复用三剂也。盖虽补中用逐，未免迅利，多用恐伤损元气。此方用雷丸以祛秽，又得大黄之扫除，且佐以厚朴、红花、桃仁等味，皆善行善攻之品，何邪之尚能留腹中，而不尽逐下也哉？尤妙在用参、归以补气血，则邪去而正不伤。若单用雷丸、大黄以迅下之，必有气脱血崩之患矣。倘或知是鬼胎，如室女寡妇辈，邪气虽盛，而真气未漓，可用岐天师新传**红花霹雳散**。

红花半斤　大黄五两　雷丸三两

水煎服，亦能下胎。然未免太于迅利，过伤气血，不若荡鬼汤之有益无损之为愈也。抑在人临症之时，斟酌而善用之耳。

【眉批】

鬼祟之事，儒者弗道。然城市乡曲，往往有是症，不可不察，甚勿以此言为荒唐也。

室女鬼胎（十四）

【原文】

女子有在家未嫁，月经忽断，腹大如妊，面色乍赤乍白，六脉乍大乍小，人以为血结经闭也，谁知是灵鬼凭身乎！夫人之身正，则诸邪不敢侵；其身不正，则诸邪自来犯。或精神恍惚，而梦里求亲；或眼目昏花，而对面相狎；或假托亲属，而暗处贪欢；或明言仙人，而静地取乐。其始则惊诧为奇遇，而不肯告人，其后则羞赧为淫亵，而不敢告人。日久年深，腹大如斗，有如怀妊之状。一身之精血，仅足以供腹中之邪，则邪日旺而正日衰，势必至经闭而血枯。后虽欲导其经而邪据其腹，则经亦难通；欲生其血而邪食其精，则血实难长。医以为胎，而实非真胎，又以为瘕，而亦非瘕病。往往因循等待，非因羞愤而亡其生，即成劳瘵而终不起，至死不悟，不重可悲哉！治法似宜补正以祛邪。然邪不先祛，补正亦无益也。必须先祛邪而后补正，斯为得之。方用**荡邪散**。

雷丸六钱　桃仁六十粒　当归一两　丹皮一两　甘草四钱

水煎服。一剂必下恶物半桶，再服**调正汤**治之。

白术五钱　苍术五钱　茯苓三钱　陈皮一钱　贝母一钱
薏米五钱

水煎。连服四剂，则脾胃之气转，而经水渐行矣。前方荡邪，后方补正，实有次第。或疑身怀鬼胎，必大伤其血，所以经闭。今既坠其鬼胎矣，自当大补其血，乃不补血，而反补胃气，何故？盖鬼胎中人，其正气大虚可知，气虚则血必不能骤生。欲补血必先补气，是补气而血自然生也。用二术以补胃阳，阳气旺则阴气难犯，尤善后之妙法也。倘重用补阴之品，则以阴招阴，吾恐鬼胎虽下，而鬼气未必不再侵。故必以补阳为上策，而血自随气而生也。

【眉批】

此方阴骘大矣！见有因此病羞愤而陷于非命，劳瘵而丧于妙年，深为可悯！若服此方不应，宜服桂香平胃散，无不见效。愈后宜调养气血，节饮食。

肉桂去粗皮，一钱　麝香一钱

以上二味，共研细末，开水为丸，如桐子大，空心开水下。服后半日时，煎平胃散一剂服之。

苍术米汤炒，三钱　厚朴三钱，姜汁炒　广皮一钱　枳实二钱，

土？炒　全当归三钱，酒洗　川芎一钱，酒洗

服后必下恶物。若不见下恶物，次日再服平胃散，不用枝、香。

调　经

经水先期（十五）

【原文】

妇人有先期而经来者，其经水甚多，人以为血热之极也，谁知是肾中水火太旺乎！夫火太旺则血热，水太旺则血多，此有余之病，非不足之症也，似宜不药有喜。但过于有余，则子宫太热，亦难受孕，更恐有烁干男精之虑。过者损之，谓非既济之道乎！然而火不可任其有余，而水断不可使之不足。治之法但少清其热，而不必泄其水也。方用**清经散**。

丹皮三钱　地骨皮五钱　白芍三钱，酒炒　大熟地三钱，九蒸　青蒿二钱　白茯苓一钱　黄柏五分，盐水浸炒

水煎服。二剂而火自平。此方虽是清火之品，然仍是滋水之味，火泄而水不与俱泄，损而益也。

又有先期经来只一二点者，人以为血热之极也，谁知肾中火旺而阴水亏乎！夫同是先期之来，何以分虚实之异？盖妇人之经最难调，苟不分别细微，用药鲜克有

效。先期者，火气之冲；多寡者，水气之验。故先期而来多者，火热而水有余也；先期而来少者，火热而水不足也。倘一见先期之来，俱以为有余之热，但泄火而不补水，或水火两泄之，有不更增其病者乎！治之法不必泄火，只专补水，水既足而火自消矣，亦既济之道也。方用**两地汤**。

大生地一两，酒炒　元参一两　白芍药五钱，酒炒　麦冬肉五钱　地骨皮三钱　阿胶三钱

水煎服。四剂而经调矣。此方之用地骨、生地，能清骨中之热。骨中之热，由于肾经之热，清其骨髓，则肾气自清，而又不损伤胃气，此治之巧也。况所用诸药，又纯是补水之味，水盛而火自平理也。此条与上条参观，断无误治先期之病矣。

【眉批】

妇科调经尤难。盖经调则无病，不调则百病丛生。治法宜详察其病原，细审其所以不调之故，然后用药，始能见效。此书虽有先期、后期、先后无定期之分，然须与种子、带下门参看，临症时自有进见。

经水后期（十六）

【原文】

妇人有经水后期而来多者，人以为血虚之病也，谁

知非血虚乎！盖后期之多少，实有不同，不可执一而论。盖后期而来少，血寒而不足；后期而来多，血寒而有余。夫经本于肾，而其流五脏六腑之血皆归之，故经来而诸经之血尽来附益，以经水行而门启，不遑迅阖，诸经之血乘其隙而皆出也。但血既出矣，则成不足。治法宜于补中温散之，不得曰后期者俱不足也。方用**温经摄血汤**。

大熟地一两,九蒸　白芍一两,酒炒　川芎五钱,酒洗　白术五钱,土炒　柴胡五分　五味子三分　肉桂五分,去粗,研　续断一钱

水煎服。三剂而经调矣。此方大补肝肾脾之精与血，加肉桂以祛其寒，柴胡以解其郁，是补中有散，而散不耗气；补中有泄，而泄不损阴，所以补之有益，而温之收功也。此调经之妙药，而摄血之仙丹也。凡经来后期者，俱可用。倘元气不足，加人参一二钱亦可。

经水前后无定期（十七）

【原文】

妇人有经来断续，或前或后无定期，人以为气血之虚也，谁知是肝气之郁结乎！夫经水出诸肾，而肝为肾之子，肝郁则肾亦郁矣。肾郁而气必不宣，前后之或断或续，正肾之或通或闭耳。或曰肝气郁而肾气不应，未必至于如此者。殊不知子母关切，子病而母必有顾复之

情，肝郁而肾不无缱绻之谊，肝气之或开或闭，即肾气之或去或留，相因而致，又何疑焉？治法宜舒肝之郁，即开肾之郁也。肝肾之郁既开，而经水自有一定之期矣。方用**定经汤**。

菟丝子_{一两,酒炒} 白芍_{一两,酒炒} 当归_{一两,酒洗} 大熟地_{五钱,九蒸} 山药_{五钱,炒} 白茯苓_{三钱} 芥穗_{二钱,炒黑} 柴胡_{五分}

水煎服。二剂而经水净，四剂而经期定矣。此方舒肝肾之气，非通经之药也；补肝肾之精，非利水之品也。肝肾之气舒而精通，肝肾之精旺而水利，不治之治，正妙于治也。

【眉批】

调经三条，辨论明晰，立方微妙，但恐临时或有外感内伤，不能见效。有外感者，宜加苏叶一钱；有内伤者，宜加神曲二钱，炒；有因肉食积滞者，再加东山楂肉二钱，炒，临症须酌用之。若肝气郁抑，又当以逍遥散为主。有热，加栀炭、丹皮，即加味逍遥散。

经水数月一行（十八）

【原文】

妇人有数月一行经者，每以为常，亦无或先或后之异，亦无或多或少之殊，人莫不以为异，而不知非异也。盖无病之人，气血两不亏损耳。夫气血既不亏损，何以数月而一行经也？妇人之中，亦有天生仙骨者，经水必一季一行。盖以季为数，而不以月为盈虚也。真气内藏，则坎中之真阳不损，倘加以炼形之法，一年之内，便易飞腾。无如世人不知，见经水不应月来，误认为病，妄用药饵，本无病而治之成病，是治反不如其不治也。山闻异人之教，特为阐扬，使世人见此等行经，不必妄行治疗，万勿疑为气血之不足而轻一试也。虽然天生仙骨之妇人，世固不少，而嗜欲损夭之人，亦复甚多！又不可不立一疗救之方以辅之。方名**助仙丹**。

白茯苓五钱　陈皮五钱　白术三钱，土炒　白芍三钱，酒炒　山药三钱，炒　菟丝子二钱，酒炒　杜仲一钱，炒黑　甘草一钱

河水煎服。四剂而仍如其旧，不可再服也。此方平补之中，实有妙理。健脾益肾而不滞，解郁清痰而不泄，不损天然之气血，便是调经之大法，何得用他药以通经哉！

【眉批】

曾见妇人一年一行经，身健无恙。妊娠后反月月行经，或至五月至七月经止不等，育男皆成。人咸以为异，或亦仙骨之所至乎！抑造化中令人不测耶！

年老经水复行（十九）

【原文】

妇人有年五十外，或六七十岁而忽然行经者，或下紫血块，或如红血淋，人或谓老妇行经，是还少之象，谁知是血崩之渐乎！夫妇人至七七之外，天癸已竭，又不服济阴补阳之药，如何能精满化经，一如少妇？然经不宜行而行者，乃肝不藏、脾不统之故也。非精过泄而动命门之火，即气郁甚而发龙雷之炎，二火交发而血乃奔矣，有似行经而实非经也。此等之症，非大补肝与脾之气与血，而血安能骤止？方用**安老汤**。

人参一两　黄芪一两，生用　大熟地一两，九蒸　白术五钱，土炒　当归五钱，酒洗　山萸五钱，蒸　阿胶一钱，蛤粉炒　黑芥穗一钱　甘草一钱　香附五分，酒炒　木耳炭一钱

水煎服。一剂减，二剂尤减，四剂全减，十剂愈。此方补益肝脾之气，气足自能生血而摄血。尤妙大补肾水，水足而肝气自舒，肝舒而脾自得养，肝藏之而脾统之，又安有泄漏者？又何虑其血崩哉！

【眉批】

加贯众炭一钱，研细末，以药冲服，尤妙。

经水忽来忽断时疼时止（二十）

【原文】

妇人有经水忽来忽断，时疼时止，寒热往来者，人以为血之凝也，谁知是肝气不舒乎！夫肝属木而藏血，最恶风寒。妇人当行经之际，腠理大开，适逢风之吹、寒之袭，则肝气为之闭塞，而经水之道路亦随之而俱闭。由是腠理经络，各皆不宣，而寒热之作由是而起。其气行于阳分则生热，其气行于阴分则生寒，然此犹感之轻者也。倘外感之风寒更甚，则内应之热气益深，往往有热入血室，而变为如狂之症，一似遇鬼之状者。但今之往来寒热，是风寒未甚，而热未深耳。治法宜补肝中之血，通其郁而散其风，则病随手而效。所谓治风先治血，血和风自灭，此其一也。方用**加味四物汤**。

大熟地一两，九蒸　白芍五钱，酒炒　当归五钱，酒洗　川芎三钱，酒洗　白术五钱，土炒　粉丹皮三钱　元胡一钱，酒炒　甘草一钱　柴胡一钱

水煎服。此方用四物以滋脾胃之阴血，用柴胡、白芍、丹皮以宣肝经之风郁，用甘草、白术、元胡以利腰脐而和腹疼，入于表里之间，通乎经络之内，用之得宜，自奏功如响也。

【眉批】

加荆芥穗炒黑，一钱，尤妙。

经水未来腹先疼（二十一）

【原文】

妇人有经前腹疼数日，而后经水行者，其经来多是紫黑块，人以为寒极而然也，谁知是热极而火不化乎！夫肝属木，而其中有火，舒则通畅，郁则不扬，经欲行而肝不应，则抑拂其气而疼生。然经满则不能内藏，而肝中之郁火焚烧，内逼经出，则其火亦因之而怒泄。其紫黑者，水火两战之象也；其成块者，火煎成形之状也。经失其为经者，正郁火内夺其权耳。治法似宜大泄肝中之火，然泄肝之火而不解肝之郁，则热之标可去，而热之本未除也，其何能益？方用**宣郁通经汤**。

白芍五钱,酒炒　当归五钱,酒洗　丹皮五钱　山栀子三钱,炒　白芥子二钱,炒研　柴胡一钱　香附一钱,酒炒　川郁金一钱,醋炒　黄芩一钱,酒炒　生甘草一钱

水煎。连服四剂，下月断不先腹疼而后行经矣。此方补肝之血而解肝之郁，利肝之气而降肝之火，所以奏功之速，其在斯与！

行经后小腹疼痛（二十二）

【原文】

妇人有少腹疼于行经之后者，人以为气血之虚也，谁知是肾气之涸乎！夫经水者，乃天一之真水也，满则溢，而虚则闭，亦其常耳。何以虚能作疼哉？盖肾水一虚，则水不能生木，而肝木必克脾土，木土相争，则气必逆，故尔作疼。治法必须以舒肝气为主，而益之以补肾之味，则水足而肝气益安，肝气安而逆气自顺，又何疼痛之有哉？方用**调肝汤**。

山药五钱，炒　阿胶三钱，白面炒　当归三钱，酒洗　白芍三钱，酒炒　山萸肉三钱，蒸熟　巴戟一钱，盐水浸　甘草一钱

水煎服。此方平调肝气，既能转逆气，又善止郁疼。经后之症，以此方调理最佳，不特治经后腹疼之症也。

【眉批】

经前经后腹痛一方极妙，不可加减。若有别症，亦宜此方为主，另加药味治之。原方不可减去一味。

经前腹疼吐血（二十三）

【原文】

妇人有经未行之前一二日，忽然腹疼而吐血，人以为火热之极也，谁知是肝气之逆乎！夫肝之性最急，宜

顺而不宜逆，顺则气安，逆则气动。血随气为行止，气安则血安，气动则血动，亦无怪其然也。或谓经逆在肾不在肝，何以随血妄行，竟至从口而上出也，是肝不藏血之故乎！抑肾不纳气而然乎！殊不知少阴之火，急如奔马，得肝火而直冲而上，其势最捷，反经而为血，亦至便也，正不必肝不藏血，始成吐血之症。但此等吐血，与各经之吐血有不同者，盖各经之吐血，由内伤而成；经逆而吐血，乃内溢而激之使然也。其症有绝异，而其气逆则一也。治法似宜平肝以顺气，而不必益精以补肾矣。虽然，经逆而吐血，虽不大损夫血，而反复颠倒，未免太伤肾气，必须于补肾之中，以用顺气之法，始为得当。方用**顺经汤**。

当归五钱，酒洗　大熟地五钱，九蒸　白芍二钱，酒炒　丹皮五钱　白茯苓三钱　沙参三钱　黑芥穗三钱

水煎服。一剂而吐血止，二剂而经顺，十剂不再发。此方于补肾调经之中，而用引血归经之品，是和血之法，实寓顺气之法也。肝不逆而肾气自顺，肾气既顺，又何经逆之有哉？

经水将来脐下先疼痛（二十四）

【原文】

妇人有经水将来三五日前，而脐下作疼，状如刀

刺者，其寒热交作，所下如黑豆汁，人莫不以为血热之极，谁知是下焦寒湿相争之故乎！夫寒湿乃邪气也。妇人有冲任之脉，居于下焦。冲为血海，任主胞胎，为血室，均喜正气相通，最恶邪气相犯。经水由二经而外出，而寒湿满二经而内乱，两相争而作疼痛，邪愈盛而正气日衰。寒气生浊，而下如豆汁之黑者，见北方寒水之象也。治法利其湿而温其寒，使冲任无邪气之乱，而脐下自无疼痛之疚矣。方用**温脐化湿汤**。

白术一两，土炒　白茯苓三钱　山药五钱，炒　巴戟肉五钱，盐水浸　扁豆三钱，炒、捣　白果十枚，捣碎　建莲子三十枚，不去心

水煎服。然必须经未来前十日服之。四剂而邪气去，而经水调，兼可种子。此方君白术以利腰脐之气，用巴戟、白果以通任脉，扁豆、山药、莲子以卫冲脉，所以寒湿扫除，而经水自调，而可受妊矣。倘疑腹疼为热疾作祟，而妄用寒凉，则冲任虚冷，血海变为冰海，血室反成冰室，无论难于生育，而疼痛之止，又安有日哉？

【眉批】

冲任之气，宜通不宜降，故化湿不用苍术、薏仁。余宜类参。

经水过多（二十五）

【原文】

妇人有经水过多，行后复行，面色痿黄，身体倦怠而困乏之甚者，人以为血热有余之故，谁知是血虚而不归经乎！夫血旺始经多，血虚当经缩。今曰血虚而反经多，是何言与？殊不知血归于经，虽旺而经亦不多；血不归经，虽衰而经亦不少。世之人见经水过多，谓是血之旺也，此治之所以多错耳。倘经多果是血旺，自是健壮之体，须当一行即止，精力如常，何至一行后而再行，而困乏无力耶？惟经多是血之虚，故再行而不胜其困乏，血损精散，骨中髓空，所以不能色华于面也。治法宜大补血而引之归经，又宁有行后复行之病哉！方用**加减四物汤**。

大熟地一两，九蒸　白芍三钱，酒炒　当归五钱，酒洗　川芎二钱，酒洗　白术五钱，土炒　黑芥穗三钱　山萸三钱，蒸　续断一钱　甘草一钱

水煎服。四剂而血归经矣。十剂之后，加人参三钱，再服十剂，下月行经，适可而止矣。夫四物汤，乃补血之神品，加白术、荆芥，补中有利；加山萸、续断，止中有行；加甘草以调和诸品，使之各得其宜，所以血足而归经，归经而血自静矣。

【眉批】

荆芥穗炭能引血归经，方妙极，不可轻易加减。

经前先泄水（二十六）

【原文】

妇人有未经之前泄水三日，而后行经者，人以为血旺之故，谁知是脾气之虚乎！夫脾统血，脾虚则不能摄血矣。且脾属湿土，脾虚则土不实，土不实而湿更甚，所以经水将动，而脾先不固。脾经所统之血，欲流注于血海，而湿气乘之，所以先泄水而后行经也。调经之法，不在先治其水，而在先治其血；抑不在先治其血，而在先补其气。盖气旺而血自能生，抑气旺而湿自能除，且气旺而经自能调矣。方用**健固汤**。

人参五钱　白茯苓三钱　白术一两,土炒　巴戟五钱,盐水浸　薏苡仁三钱,炒

水煎。连服十剂，而经前不泄水矣。此方补脾气以固脾血，则血摄于气之中矣。脾气日盛，自能运化其湿，湿既化为乌有，自然经水调和矣，又何能经前作泄哉？

【眉批】

与胖人不孕参看，自得立方之妙。

经前大便下血（二十七）

【原文】

妇人有行经之前一日，大便先出血者，人以为血崩之症，谁知是经流于大肠乎！夫大肠与行经之路，各有分别，何以能入乎其中？不知胞胎之系，上通心而下通肾，心肾不交，则胞胎之血，两无所归。而心肾二经之气，不来照摄，听其自便，所以血不走小肠而走大肠也。治法若单止大肠之血，则愈止而愈多；若击动三焦之气，则更拂乱而不可止。盖经水之妄行，原因心肾之不交，今不使水火之既济，而徒治其胞胎，则胞胎之气无所归，而血安有归经之日？故必大补其心与肾，使心肾之气交，而胞胎之气自不散，则大肠之血自不妄行，而经自顺矣。方用**顺经两安汤**。

当归五钱，酒洗　白芍五钱，酒炒　大熟地五钱，九蒸　山萸肉二钱，蒸　人参三钱　白术五钱，土炒　麦冬五钱，去心　黑芥穗二钱　巴戟肉一钱，盐水浸　升麻四分

水煎服。二剂而大肠血止，而经从前阴出矣。三剂而经止，而兼可受妊矣。此方乃大补心肝肾三经之药，全不去顾胞胎，而胞胎有所归者，以心肾之气交也。盖心肾虚则其气两分，心肾足则其气两合。心与肾不离，而胞胎之气，听命于二经之摄，又安有妄动之形哉？然

则心肾不交，补心肾可也，又何兼补夫肝木耶？不知肝乃肾之子，心之母也，补夫肝则肝气往来于心肾之间，自然上引心而下入于肾，下引肾而上入于心，不啻介绍之助也。此使心肾相交之一大法门，不特调经而然也，学者其深思诸！

【眉批】

若大便下血过多，精神短少，人愈消瘦，必系肝气不舒，久郁伤脾，脾伤不能统血，又当分别治之。方用补血汤：嫩黄芪二两生熟各半，归身四钱酒洗，炒黑，杭芍炭二钱，焦白术五钱土炒，杜仲二钱炒断丝，荆芥炭二钱，姜炭二钱，引用贯众炭一钱冲入服之，四剂必获愈，愈后减半，再服二剂。经入大肠，必当行经之际而大便下血也。初病血虽错行，精神必照常，若脾不统血，精神即不能照常矣，用者其辨之。

年未老经水断（二十八）

【原文】

经云：女子七七而天癸绝。有年未至七七而经水先断者，人以为血枯经闭也，谁知是心肝脾之气郁乎！使其血枯，安能久延于人世？医见其经水不行，妄谓之血枯耳，其实非血之枯，乃经之闭也。且经原非血也，乃天一之水，出自肾之中，是至阴之精而有至阳之气，故其色赤红，似血而实非血，所以谓之天癸。世人以经为血，此千古之误，牢不可破。倘果是血，何不名之曰血水，而曰经水乎！古昔圣贤创呼经水之名者，原以水出于肾，乃癸干之化，故以名之。无如世人沿袭，而不深思其旨，皆以血视之。然则经水早断，似乎肾水衰涸。吾以为心肝脾气之郁者，盖以肾水之生，原不由于心肝脾；而肾水之化，实有关于心肝脾。使水位之下，无土气以承之，则水滥灭火，肾气不能化；火位之下，无水气以承之，则火炎铄金，肾气无所生；木位之下，无金气以承之，则木妄破土，肾气无以成。倘心肝脾有一经之郁，则其气不能入于肾之中，肾之气即郁而不宣矣。况心肝脾之俱郁，即肾气真足而无亏，尚有茹而难吐之势。矧肾气之本虚，又何能盈满而化经水而外泄耶？经曰："亢则害"，此之谓也。此经之所以闭塞，有似乎血枯，而实非血枯耳。治法必须散心肝脾之郁，而大补其肾之水，仍大补其心肝脾之气，则精溢而经水自通矣。方用**益经汤**。

大熟地一两，九蒸　白术一两，土炒　山药五钱，炒　当归五钱，酒洗　白芍三钱，酒炒　生枣仁三钱，捣碎　丹皮二钱　沙参三钱　柴胡一钱　杜仲一钱，炒黑　人参二钱

水煎。连服八剂而经通矣，服三十剂而经不再闭，兼可受孕。此方心肝脾肾四经同治药也。妙在补

以通之，散以开之耳。倘徒补，则郁不开而生火；徒散，则气益衰而耗精。设或用攻坚之剂，辛热之品，则非徒无益，而又害之矣。

【眉批】

善医者，只用眼前纯①和之品，而大病尽除；不善医者，立异务奇，不惟无效，反致百病丛生。凡用药杂乱，假金石为上品者。戒之！戒之！

种　子②

身瘦不孕（二十九）

【原文】

妇人有瘦怯身躯，久不孕育，一交男子，即卧病终朝，人以为气虚之故，谁知是血虚之故乎！或谓血藏于肝，精涵于肾，交感乃泄肾之精，与血虚何与？殊不知肝气不开，则精不能泄，肾精既泄，则肝气亦不能舒。以肾为肝之母，母既泄精，不能分润以养其子，则木燥乏水，而火且暗动以铄精，则肾愈虚矣。况瘦人多火，而又泄其精，则水益少而火益炽。水虽制火，而肾精空

---

① 纯：原作"经"，据五福堂本改。
② 种子：此二字原无，据目录加。

乏，无力以济，成火在水上，所以倦怠而卧也。此等之妇，偏易动火，然此火因贪欲而出于肝木之中，又是虚燥之火，而绝非真火也。且不交合则已，交合又偏易走泄，此阴虚火旺，不能受孕。即偶尔受孕，必致逼干男子之精，随种而随消者有之。治法必须大补肾水而平肝木，水旺则血旺，血旺则火消，便成水在火上之卦矣。方用**养精种玉汤**。

大熟地一两，九蒸　当归五钱，酒洗　白芍五钱，酒炒　山萸肉五钱，蒸熟

水煎服。三月便可身健受孕，断可种子。此方之用，不特补血，而纯于填精。精满则子宫易于摄精，血足则子宫易于容物，皆有子之道也。惟是贪欲者多，节欲者少，往往不验。服此者果能节欲三月，心静神清，自无不孕之理。否则，不过身体壮健而已矣，勿咎方之不灵也。

胸满不思食不孕（三十）

【原文】

妇人有饮食少思，胸膈满闷，终日倦怠思睡，一经房事，呻吟不已，人以为脾胃之气虚也，谁知是肾气之不足乎！夫气宜升腾，不宜消降。升腾于上焦，则脾胃易于分运；降陷于下焦，则脾胃难于运化。人乏水谷之

养，则精神自尔倦怠，脾胃之气可升而不可降也，明甚。然则，脾胃之气，虽充于脾胃之中，实生于两肾之内。无肾中之水气，则胃之气不能腾；无肾中之火气，则脾之气不能化。惟有肾之水火二气，而脾胃之气始能升腾而不降也。然则补脾胃之气，可不急补肾中水火之气乎！治法必以补肾气为主，但补肾而不兼补脾胃之品，则肾之水火二气，不能提于至阳之上也。方用**并提汤**。

大熟地一两，九蒸　巴戟一两，盐水浸　白术一两，土炒　人参五钱　黄芪五钱，生用　山萸肉三钱，蒸　枸杞二钱　柴胡五分

水煎服。三月而肾气大旺，再服一月，未有不能受孕者。此方补气之药多于补精，似乎以补脾胃为主矣，孰知脾胃健而生精自易，是补脾胃之气与血，正所以补肾之精与水也。又益以补精之味，则阴气自足，阳气易升，自尔腾越于上焦矣。阳气不下陷，则无非大地阳春，随遇皆是化生之机，安有不受孕之理与？

【眉批】

胸满不孕，人每误为脾胃虚寒，不能克食，用扶脾消导之药，肾气愈虚，何能受孕？妙在立方不峻补肾火，所以不用桂、附等药。但专补肾气，使脾胃之气不复下陷，则带脉气充，胞胎气暖，自然受孕无难矣。

下部冰冷不受孕（三十一）

【原文】

妇人有下身冰冷，非火不暖，交感之际，阴中绝无温热之气，人以为天分之薄也，谁知是胞胎之寒之极乎！夫寒冰之地，不生草木；重阴之渊，不长鱼龙。今胞胎既寒，何能受孕？虽男子鼓勇力战，其精甚热，直射于子宫之内，而寒冰之气相逼，亦不过茹之于暂，而不能不吐之于久也。夫犹是人也，此妇之胞胎，何以寒凉至此，岂非天分之薄乎？非也。盖胞胎居于心肾之间，上系于心而下系于肾，胞胎之寒凉，乃心肾二火之衰微也。故治胞胎者，必须补心肾二火而后可。方用**温胞饮**。

白术一两，土炒　巴戟一两，盐水浸　人参三钱　杜仲三钱，炒黑　菟丝子三钱，酒浸炒　山药三钱，炒　芡实三钱，炒　肉桂二钱，去粗，研　附子三分，制　补骨脂二钱，盐水炒

水煎服。一月而胞胎热。此方之妙，补心而即补肾，温肾而即温心。心肾之气旺，则心肾之火自生，心肾之火生，则胞胎之寒自散。原因胞胎之寒，以至茹而即吐，而今胞胎既热矣，尚有施而不受者乎？若改汤为丸，朝夕吞服，尤能摄精，断不至有伯道无儿之叹也。

【眉批】

今之种子者，多喜服热药，不知此方特为胞胎寒者

设。若胞胎有热，则不宜服，审之。

胸满少食不受①孕（三十二）

【原文】

妇人有素性恬淡，饮食少用平和，多食则难受，或作呕泄，胸膈胀满，久不受孕，人以为赋禀之薄也，谁知是脾胃虚寒乎！夫脾胃之虚寒，原因心肾之虚寒耳。盖胃土非心火不能生，脾土非肾火不能化。心肾之火衰，则脾胃失生化之权，即不能消水谷以化精微矣。既不能化水谷之精微，自无津液以灌溉于胞胎之中，欲胞胎有温暖之气以养胚胎，必不可得。纵然受胎，而带脉无力，亦必堕落。此脾胃虚寒之咎，故无玉麟之毓也。治法可不急温补其脾胃乎？然脾之母，原在肾之命门；胃之母，原在心之包络。欲温补脾胃，必须补二经之火。盖母旺子必不弱，母热子必不寒，此子病治母之义也。方用**温土毓麟汤**。

巴戟一两，去心，酒浸　覆盆子一两，酒浸，蒸　白术五钱，土炒　人参三钱　怀山药五钱，炒　神曲一钱，炒

水煎服。一月可以种子矣。此方之妙，温补脾胃，而又兼补命门与心包络之火，药味不多，而四经并治。

---

① 受：原无，据目录加。后三十三、三十五、三十六、三十七、三十八条同此。

命门心包之火旺，则脾与胃无寒冷之虞矣。子母相顾，一家和合，自然饮食多而善化，气血旺而能任，带脉有力，不虞落胎，安有不玉麟之育哉？

【眉批】

少食不孕与胸满不思，饮食有间，一补肾中之气，一补命门与心包络之火。药味不多，其君臣佐使之妙，且细参之。

少腹急迫不受孕（三十三）

【原文】

妇人有少腹之间，自觉有紧迫之状，急而不舒，不能生育，此人人之所不识也，谁知是带脉之拘急乎！夫带脉系于腰脐之间，宜弛而不宜急。今带脉之急者，由于腰脐之气不利也，而腰脐之气不利者，由于脾胃之气不足也。脾胃气虚，则腰脐之气闭，腰脐之气闭，则带脉拘急，遂致牵动胞胎，精即直射于胞胎，胞胎亦暂能茹纳，而力难负载，必不能免小产之虞。况人多不能节欲，安得保其不坠乎？此带脉之急，所以不能生子也。治法宜宽其带脉之急，而带脉之急，不能遽宽也；宜利其腰脐之气，而腰脐之气，不能遽利也。必须大补其脾胃之气与血，而腰脐可利，带脉可宽，自不难于孕育矣。方用**宽带汤**。

白术—两，土炒　巴戟肉五钱，酒浸　补骨脂—钱，盐水炒　人参三钱　麦冬三钱，去心　杜仲三钱，炒黑　大熟地五钱，久蒸　肉苁蓉三钱，洗净　白芍三钱，酒炒　当归二钱　五味三分，炒　建莲子二十粒，不去心

水煎服。四剂少腹无紧迫之状，服一月即受胎。此方之妙，脾胃两补，而又利其腰脐之气，自然带脉宽舒，可以载物而胜任矣。或疑方中用五味、白芍之酸收，不增带脉之急，而反得带脉之宽，殊不可解。岂知带脉之急，由于气血之虚，盖血虚则缩而不伸，气虚则挛而不达。用芍药之酸以平肝木，则肝不克脾；用五味之酸以生肾水，则肾能益带，似相碍而实相济也，何疑之有？

【眉批】

凡种子治法，不出带脉[①]胞胎二经，数言已泄造化之秘矣。

嫉妒不孕（三十四）

【原文】

妇人有怀抱素恶，不能生子者，人以为天心厌之也，谁知是肝气郁结乎！夫妇人之有子也，必然心脉流利而

---

① 脉：原作"胀"，据文义改。

滑，脾脉舒徐而和，肾脉旺大而鼓指，始称喜脉。未有三部脉郁而能生子者也。若三部脉郁，而肝气必因之而更郁。肝气郁，则心肾之脉必致郁之极而莫解。盖子母相依，郁必不喜，喜必不郁也。其郁而不能成胎者，以肝木不舒，必下克脾土而致塞，脾土之气塞，则腰脐之气必不利。腰脐之气不利，必不能通任脉而达带脉，则带脉之气亦塞矣。带脉之气既塞，则胞胎之门必闭，精即到门，亦不得其门而入矣。其奈之何哉？治法必解四经之郁，以开胞胎之门，则几矣。方用**开郁种玉汤**。

白芍一两，酒炒　香附三钱，酒炒　当归五钱，酒洗　白术五钱，土炒　丹皮三钱，酒洗　茯苓三钱，去皮　花粉二钱①

水煎服。一月则郁结之气开矣。郁开则无非喜气之盈腹，而嫉妒之心亦可以一易，自然两相合好，结胎于顷刻之间矣。此方之妙，解肝气之郁，宣脾气之困，而心肾之气亦因之而俱舒。所以腰脐利而任带通达，不必启胞胎之门，而胞胎自启矣，不特治嫉妒者也。

【眉批】

方似平平无奇，然却能解妒种子，不可忽视。若怀娠而仍然嫉妒，必致血郁堕胎。即幸不堕胎，生子多不能成。方加解妒饮合煎之，可保无虞。必须变其性情始效。

---

① 花粉二钱：原作"花粉"，据五福堂本增加。

肥胖不受孕（三十五）

【原文】

妇人有身体肥胖，痰涎甚多，不能受孕者，人以为气虚之故，谁知是湿盛之故乎！夫湿从下受，乃言外邪之湿也。而肥胖之湿，实非外邪，乃脾土之内病也。然脾土既病，不能分化水谷以养四肢，宜其身躯瘦弱矣，何以能肥胖乎？不知湿盛者多肥胖，肥胖者多气虚，气虚者多痰涎，外似健壮，而内实虚损也。内虚则气必衰，气衰则不能行水，而湿停于肠胃之间，不能化精而化涎矣。夫脾本湿土，又因痰多，愈加其湿。脾不能受热，必津润于胞胎，而日积月累，则胞胎竟变为汪洋之水窟矣。且肥胖之妇，内肉必满，遮隔子宫，不能受精，此必然之势也。况又加以水湿之盛，即男子甚健，阳精直达子宫，而其水势滔滔泛滥可畏，亦遂化精成水矣，又何能成妊哉？治法必须以泄水化痰为主。然徒泄水化痰，而不急补脾胃之气，则阳气不旺，湿痰不去，人先病矣，乌望其茹而不吐乎？方用**加味补中益气汤**。

人参三钱　黄芪三钱，生用　柴胡一钱　甘草一钱　当归三钱，酒洗　白术一两，土炒　升麻四分　陈皮五分　茯苓五钱　半夏三钱，制水煎服。八剂而痰涎尽消，再十剂而水湿利，子宫涸出，易于受精而成孕矣。其在于昔，则如望洋观海；而至于今，则是马到成功也，快哉！此方之妙，妙在提脾气而升于上，作云作雨，则水湿反利于下行；助胃气而消于下，为津为液，则痰涎转易于上化。不必用消化之品以损其肥，而肥自无碍；不必用浚决之味以开其窍，而窍自能通。阳气充足，自能摄精，湿邪散除，自可受种，何肥胖不孕之足虑乎？

【眉批】

再十剂后，方加杜仲一钱半，炒断丝，续断钱半，炒，必受孕矣。

骨蒸夜热不受孕（三十六）

【原文】

妇人有骨蒸夜热，遍体火焦，口干舌燥，咳嗽吐沫，难于生子者，人以为阴虚火动也，谁知是骨髓内热乎！夫寒阴之地，固不生物；而干旱之田，岂能长养？然而骨髓与胞胎，何相关切？而骨髓之热，即能使人不嗣，此前贤之所未言者也。山一旦创言之，不几为世俗所骇乎！而要知不必骇也，此中实有其理焉。盖胞胎为五脏外之一脏耳，以其不阴不阳，所以不列于五脏之中。所谓不阴不阳者，以胞胎上系于心包，下系于命门。系心包者通于心，心者，阳也；系命门者通于肾，肾者，阴也。是阴之中有阳，阳之中有阴，所以善于变化，或生男，或生女，俱从此出。然必其阴阳协和，不偏不枯，始能变化生人，否则，否矣。况胞胎既通于肾，而骨髓亦肾之所化也，骨髓热由于肾之热，肾热而胞胎亦不能不热。且胞胎非骨髓之养，则婴儿无以生骨。骨髓过热，则骨中空虚，惟存火烈之气，又何能成胎？治法必须清骨中之热。然骨热由于水亏，必补肾之阴，则骨热除，珠露有滴濡之喜矣。壮水之主，以制阳光，此之谓也。方用**清骨滋肾汤**。

地骨皮一两，酒洗　丹皮五钱　沙参五钱　麦冬五钱，去心　元参五钱，酒洗　五味子五分，炒，研　白术三钱，土炒　石斛二钱

水煎。连服三十剂而骨热解，再服六十剂自受孕。此方之妙，补肾中之精，凉骨中之热，不清胞胎，而胞胎自无太热之患矣。然阴虚内热之人，原易受妊，今因骨髓过热，所以受精而变燥，以致难于育子。本非胞胎之不能受精，所以稍补其肾，以杀其火之有余，而益其水之不足，便易种子耳。

【眉批】

治骨髓热，所以不用熟地，方极善。用者万勿加减。凡峻药，病去七分即止，不必拘泥三十剂、六十剂之数。三元生人不一，余类推。

腰酸腹胀不受孕（三十七）

【原文】

妇人有腰酸背楚，胸满腹胀，倦怠欲卧，百计求嗣不能如愿，人以为腰肾之虚也，谁知是任督之困乎！夫任脉行于前，督脉行于后，然皆从带脉之上下而行也。故任脉虚，则带脉坠于前；督脉虚，则带脉坠于后，虽胞胎受精，亦必小产。况任督之脉既虚，而疝瘕之症必起。疝瘕碍胞胎而外障，则胞胎缩于疝瘕之内，往往精施而不能受，虽饵以玉燕，亦何益哉！治法必须先去其疝瘕之病，而补其任督之脉，则提挈天地，把握阴阳，呼吸精气，包裹成形，力足以胜任而无虞矣。外无所障，内有所容，安有不能生育之理？方用**升带汤**。

白术一两，土炒　人参三钱　沙参五钱　肉桂一钱，去粗，研　荸荠粉三钱　鳖甲三钱，炒　茯苓三钱　半夏一钱，制　神曲一钱，炒

水煎。连服三十剂，而任督之气旺，再服三十剂，而疝瘕之症除。此方利腰脐之气，正升补任督之气也。任督之气升，而疝瘕自有难容之势，况方中有肉桂以散寒，荸荠以去积，鳖甲之攻坚，茯苓之利湿，有形自化于无形，而满腹皆升腾之气矣，何至受精而再坠乎哉？

【眉批】

此方为有疝瘕而设，故用沙参、荸荠粉、鳖甲，以破坚理气。若无疝瘕，去上三味，加杜仲一钱五分，炒黑　泽泻一钱五分，炒　甘枸杞二钱，三味服之，腰酸腹胀自除矣。鳖甲破气，不可误服，惟有疝瘕与肝郁者服之。

便涩腹胀足浮肿不受孕（三十八）

【原文】

妇人有小水艰涩，腹胀脚肿，不能受孕者，人以为小肠之热也，谁知是膀胱之气不化乎！夫膀胱原与胞胎相近，膀胱病而胞胎亦病矣。然水湿之气，必走膀胱，而膀胱不能自化，必得肾气相通，而始能化水，以出阴器。倘膀胱无肾气之通，则膀胱之气化不行，水湿之气必且渗入胞胎之中，而成汪洋之势矣。汪洋之田，又何能生物也哉？治法必须壮肾气以分消胞胎之湿，益肾火以达化膀胱之水，使先天之本壮，则膀胱之气化，胞胎之湿除，而汪洋之田化成雨露之阶矣。水化则膀胱利，火旺则胞胎暖，安有布种而不发生者哉？方用**化水种子汤**。

巴戟一两，盐水浸　白术一两，土炒　茯苓五钱　人参三钱　菟丝子五钱，酒炒　芡实五钱，炒　车前二钱，酒炒　肉桂一钱，去

粗,研

水煎服。二剂而膀胱之气化,四剂而艰涩之症除,又十剂而虚胀脚肿之形消,再服六十剂,肾气大旺,胞胎温暖,易于受胎而生育矣。此方利膀胱之水,全在补肾中之气;暖胞胎之气,全在壮肾中之火。至于补肾之药,多是濡润之品,不以湿而益助其湿乎?然方中之药,妙于补肾之火,而非补肾之水,尤妙于补火而无燥烈之虞,利水而非荡涤之猛。所以膀胱气化,胞胎不湿,而发荣长养无穷与。

【眉批】

便涩腹胀足浮肿,此症极多。不惟不能受孕,抑且暂添杂症,久而不愈,甚有成劳瘵不治者。此方补水而不助湿,补火而使归原,善极。不可加减一味。若无好肉桂,以破故纸一钱炒代之,用核桃仁两个,连皮烧黑,去皮,用仁作引。若用好肉桂,即可不用核桃引。

女科下卷

阳曲傅青主之征君手著　太平鲁清藩亦价校字

妊　娠[①]

妊娠恶阻（三十九）

【原文】

妇人怀娠之后，恶心呕吐，思酸解渴，见食憎恶，困倦欲卧，人皆曰妊娠恶阻也，谁知肝血亦燥乎！夫妇人受妊，本于肾气之旺也，肾旺是以摄精，然肾一受精而成娠，则肾水生胎，不暇化润于五[②]脏。而肝为肾之子，日食母气以舒，一日无津液之养，则肝气迫索，而肾水不能应，则肝益急，肝急则火动而逆也。肝气既逆，是以呕吐恶心之症生焉，呕吐纵不至太甚，而其伤气则一也。气既受伤，则肝血愈耗，世人用四物汤治胎前诸症者，正以其能生肝之血也。然补肝以生血，未为不佳，但生血而不知生气，则脾胃衰微，不胜频呕，山

---

① 妊娠：原无，据目录加。
② 五：原作"化"，据文义改。

恐气虚则血不易生也。故于平肝补血之中，加以健脾开胃之品，以生阳气，则气能生血，尤益胎气耳。或疑气逆而用补气之药，不益助其逆乎？不知妊娠恶阻，其逆不甚，且逆是因虚而逆，非因邪而逆也。因邪而逆者，助其气则逆增；因虚而逆者，补其气则逆转。况补气于补血之中，则阴足以制阳，又何虑其增逆乎？方用**顺肝益气汤**。

人参一两　当归一两，酒洗　苏子一两，炒，研　白术三钱，土炒　茯苓二钱　熟地五钱，九蒸　白芍三钱，酒洗　麦冬三钱，去心　陈皮三分　砂仁一粒，炒，研　神曲一钱，炒

水煎服。一剂轻，二剂平，三剂痊愈。此方平肝则肝逆除，补肾则肝燥息，补气则血易生。凡胎病而少带恶阻者，俱以此方投之，无不安，最有益于胎妇，其功更胜于四物焉。

【眉批】

亦有肝郁气滞，胸膈膨闷，见食不恶，不能多食，虽系妊娠而非恶阻，宜分别治之。后另有方。

方极效，但苏子一两，疑是一钱之误。然国初上元生人，禀赋最壮，或非用一两不效。今当下元，用一钱可也，万不可用一两。

疏肝化滞汤：

全当归酒洗，六钱　杭芍酒炒，三钱　党参去芦，三钱　白扁豆去皮，四钱　云苓二钱　香附炒焦，二钱　砂仁炒研，钱半　条

芩炒焦,八分　神曲炒焦,钱半　广皮八分　薄荷六分　甘草五分
水煎服。

妊娠浮肿（四十）

【原文】

妊娠有至五个月，肢体倦怠，饮食无味，先两足肿，渐至遍身头面俱肿，人以为湿气使然也，谁知是脾肺气虚乎！夫妊娠虽有按月养胎之分，其实不可拘于月数，总以健脾补肺为大纲。盖脾统血，肺主气，胎非血不荫，非气不生，脾健则血旺而荫胎，肺清则气旺而生子。苟肺衰则气馁，气馁则不能运气于皮肤矣。脾虚则血少，血少则不能运血于肢体矣。气与血两虚，脾与肺失职，所以饮食难消，精微不化，势必至气血下陷，不能升举，而湿邪即乘其所虚之处，积而成浮肿症，非由脾肺之气血虚而然耶。治法当补其脾之血与肺之气，不必祛湿，而湿自无不去之理。方用**加减补中益气汤**。

人参五钱　黄芪三钱,生用　柴胡一钱　甘草一分　当归三钱,酒洗　白术五钱,土炒　茯苓一两　升麻三分　陈皮三分

水煎服。四剂即愈，十剂不再犯。夫补中益气汤之立法也，原是升提脾肺之气，似乎益气而不补血，然而血非气不生，是补气即所以生血。观当归补血汤之君黄芪，则较著彰明矣。况湿气乘脾肺之虚而相犯，未便大

补其血，恐阴太盛而招阴也。只补气而助以利湿之品，则气升而水尤易散，而血亦随之而生矣。然则，何以重用茯苓而至一两，不几以利湿为君乎？嗟！嗟！湿症而不以此药为君，将以何者为君乎！况重用茯苓于补气之中，虽曰渗湿，而仍是健①脾清肺之意。且凡利水之品，多是耗气之药，而茯苓与参术合，实补多于利，所以重用之，以分湿邪，即以补气血耳。

【眉批】

白术一味，今多以苍术充之于白术，伪者更多。白术补胎，苍术打胎，用者宜审。若恐其伪②，以扁豆、山药代之较妥。

妊娠少腹疼（四十一）

【原文】

妊妇小腹作疼，胎动不安，如有下堕之状，人只知带脉无力也，谁知是脾肾之亏乎！夫胞胎虽系于带脉，而带脉实关于脾肾。脾肾亏损，则带脉无力，胞胎即无以胜任矣。况人之脾肾亏损者，非饮食之过伤，即色欲之太甚。脾肾亏则带脉急，胞胎所以有下坠之状也。然则胞胎之系，通于心与肾，而不通于脾，补肾可也，何

---

① 健：原作"建"，据文义改。
② 伪：原作"为"，据文义改。

故补脾？然而脾为后天，肾为先天[①]，脾非先天之气不能化，肾非后天之气不能生，补肾而不补脾，则肾之精何以遽生也？是补后天之脾，正所以补先天之肾也；补先后二天之脾与肾，正所以固胞胎之气与血，脾肾可不均补乎！方用**安奠二天汤**。

人参一两　熟地一两，九蒸　白术一两，土炒　山药五钱，炒　山萸五钱，蒸，去核　炙草一钱　杜仲三钱，炒黑　枸杞二钱　扁豆五钱，炒，去皮

水煎服。一剂而疼止，二剂而胎安矣。夫胎动乃脾肾双亏之症，非大用参、术、熟地补阴补阳之品，断不能挽回于顷刻。世人往往畏用参、术或少用，以冀建功，所以寡效。此方正妙在多用也。

妊娠口干咽疼（四十二）

【原文】

妊妇至三四个月，自觉口干舌燥，咽喉微痛，无津以润，以至胎动不安，甚则血流如经水，人以为火动之极也，谁知是水亏之甚乎！夫胎也者，本精与血之相结而成，逐月养胎，古人每分经络，其实均不离肾水之

[①] 然而脾为后天，肾为先天：原作"然而肾为后天之先天"，据五福堂本改。

养，故肾水足而胎安，肾水亏而胎动。虽然肾水又何能动胎？必肾经之火动，而胎始不安耳。然而火之有余，仍是水之不足，所以火炎而胎必动，补水则胎自安，亦既济之义也。惟是肾水不能遽生，必须滋补肺金，金润则能生水，而水有逢源之乐矣。水既有本，则源泉混混矣，而火又何难制乎！再少加以清热之品，则胎自无不安矣。方用**润燥安胎汤**。

熟地一两，九蒸　生地三钱，酒炒　山萸肉五钱，蒸　麦冬五钱，去心　五味二钱，炒　阿胶二钱，蛤粉炒　黄芩一钱，酒炒　益母二钱

水煎服。二剂而燥息，再二剂而胎安。连服十剂，而胎不再动矣。此方专填肾中之精而兼补肺。然补肺仍是补肾之意，故肾经不干燥，则火不能灼，胎焉有不安之理乎？

【眉批】

方极妙，用之立应。万不可因咽痛而加豆根、射干等药，亦不可因过润而加云苓。

妊娠吐泻腹疼（四十三）

【原文】

妊妇上吐下泻，胎动欲堕，腹疼难忍，急不可缓，此脾胃虚极而然也。夫脾胃之气虚，则胞胎无力，必有

崩坠之虞。况又上吐下泻，则脾与胃之气，因吐泻而愈虚，欲胞胎之无恙也，得乎？然胞胎疼痛，而究不至下坠者，何也？全赖肾气之固也。胞胎系于肾而连于心，肾气固则交于心，其气通于胞胎，此胞胎之所以欲坠而不得也。且肾气能固，则阴火必来生脾；心气能通，则心火必来援胃，脾胃虽虚而未绝，则胞胎虽动而不堕耳，可不急救其脾胃乎？然脾胃当将绝而未绝之时，只救脾胃而难遽生，更宜补其心肾之火，使之生土，则两相接续，而胎自固而安矣。方用**援土固胎汤**。

人参—两　白术二两，土炒　山药—两，炒　肉桂二钱，去粗，研　制附子五分　续断三钱　杜仲三钱，炒黑　山萸—两，蒸，去核　枸杞三钱　菟丝子三钱，酒炒　砂仁三粒，炒，研　炙草—钱

水煎服。一剂而泄止，二剂而诸病尽愈矣。此方救脾胃之土十之八，救心肾之火十之二也。救火轻于救土者，岂以土欲绝而火未甚衰乎？非也。盖土崩非重剂不能援，火衰虽小剂而可助，热药多用，必有太燥之虞，不比温甘之品也。况胎动系土衰而非火弱，何用太热？妊娠忌桂、附，是恐伤胎，岂可多用？小热之品，计之以钱；大热之品，计之以分者，不过用以引火，而非用以壮火也。其深思哉！

【眉批】

白术名伪，肉桂更无佳者。用者若有真药固妙，如无真药，白术以白扁豆代之，肉桂以破故纸代之。

妊娠子悬胁疼（四十四）

【原文】

妊妇有怀抱忧郁，以致胎动不安，两胁闷而疼痛，如弓上悬，人止知是子悬之病也，谁知是肝气不通乎！夫养胎半系于肾水，然非肝血相助，则肾水实有独力难支之势。故保胎必滋肾水，而肝血断不可不顾。使肝气不郁，则肝之气不闭，而肝之血必旺，自然灌溉胞胎，合肾水而并协养胎之力。而今肝气因忧郁而闭塞，则胎无血荫，肾难独任，而胎安得不上升以觅食，此乃郁气使然也。莫认为子之欲自悬，而妄用泄子之品则得矣。治法宜开肝气之郁结，补肝血之燥干，则子悬自定矣。方用**解郁汤**。

人参一钱　白术五钱，土炒　白茯苓三钱　当归一两，酒洗　白芍一两，酒炒　枳壳五分，炒　砂仁三粒，炒，研　山栀子三钱，炒　薄荷二钱

水煎服。一剂而闷痛除，二剂而子悬定，至三剂而全安。去栀子，再多服数剂，不复发。此乃平肝解郁之圣药，郁开则木不克土，肝平则火不妄动。方中又有健脾开胃之品，自然水精四布，而肝与肾有润泽之机，则胞胎自无干燥之患，又何虑上悬之不愈哉！

【眉批】

方加薏仁米三四钱，尤妙。

妊娠跌损（四十五）

【原文】

妊妇有失足跌损，致伤胎元，腹中疼痛，势如将堕者，人只知是外伤之为病也，谁知有内伤之故乎！凡人内无他症，胎元坚固，即或跌扑闪挫，依然无恙。惟内之气血素亏，故略有闪挫，胎便不安。若止作闪挫外伤治，断难奏功，且恐有因治而反堕者，可不慎与！必须大补气血，而少加以行瘀之品，则瘀散胎安矣。但大补气血之中，又宜补血之品多于补气之药，则无不得之。方用**救损安胎汤**。

当归—两，酒洗　白芍三钱，酒炒　生地—两，酒炒　白术五钱，土炒　炙草—钱　人参—钱　苏木三钱，捣碎　乳香—钱，去油　没药—钱，去油

水煎服。一剂而疼痛止，二剂而势不下坠矣，不必三剂也。此方之妙，妙在既能去瘀而不伤胎，又能补气补血而不凝滞，固无通利之害，亦痊跌闪之伤，有益无损，大建奇功，即此方与。然不特治怀孕之闪挫也，即无娠闪挫，亦可用之。

【眉批】

即用寻常白术，土炒焦最妙，以其能理气行血也。于白术味过甘，不能理气行血，用者知之。

妊娠小便下血病名胎漏（四十六）

【原文】

妊妇有胎不动腹不疼，而小便中时常有血流出者，人以为血虚胎漏也，谁知气虚不能摄血乎！夫血只能荫胎，而胎中之荫血，必赖气以卫之。气虚下陷，则荫胎之血亦随气而陷矣。然则气虚下陷，而血未尝虚，似不应与气同陷也。而不知气乃血之卫，血赖气以固，气虚则血无凭依，无凭依必燥急，燥急必生邪热。血寒则静，血热则动，动则外出而莫能遏，又安得不下流乎？倘气不虚而血热，则必大崩，而不止些微之漏矣。治法宜补其气之不足，而泄其火之有余，则血不必止，而自无不止矣。方用**助气补漏汤**。

人参一两　白芍五钱，酒炒　黄芩三钱，酒炒黑　生地三钱，酒炒黑　益母草一钱　续断二钱　甘草一钱

水煎服。一剂而血止，二剂再不漏矣。此方用人参以补阳气，用黄芩以泄阴火。火泄则血不热，而无欲动之机；气旺则血有依，而无可漏之窍，气血俱旺而和协，自然归经而各安其所矣，又安有漏泄之患哉？

【眉批】

补血不用当归，妙。

妊娠子鸣（四十七）

【原文】

妊妇怀胎至七八个月，忽然儿啼腹中，腰间隐隐作痛，人以为胎热之过也，谁知是气虚之故乎！夫儿之在胞胎也，全凭母气以化成，母呼儿亦呼，母吸儿亦吸，未尝有一刻之间断。至七八个月，则母气必虚矣，儿不能随母之气以为呼吸，必有迫不及待之势。母子原相依为命，子失母之气，则拂子之意，而啼于腹中，似可异而究不必异。病名子鸣，气虚甚也。治宜大补其气，使母之气与子气和合，则子之意安而啼亦息矣。方用**扶气止啼汤**。

人参一两　黄芪一两，生用　麦冬一两，去心　当归五钱，酒洗　橘红五分　甘草一钱　花粉二钱①

水煎服。一剂而啼即止，二剂不再啼。此方用人参、黄芪、麦冬以补肺气，使肺气旺，则胞胎之气亦旺。胞胎之气旺，则胞中之子气有不随母之气以为呼吸者，未之有也。

---

① 花粉二钱：原作"花粉"，据五福堂本增加。

【眉批】

黄芪用嫩黄芪，不可用箭芪，箭芪系北口外首蓿根。

妊娠腰腹疼渴汗躁狂即子狂[①]（四十八）

【原文】

妇人怀妊有口渴汗出，大饮冷水，而烦躁发狂，腰腹疼痛，以致胎欲堕者，人莫不谓火盛之极也，抑知是何经之火盛乎？此乃胃火炎炽，熬煎胞胎之水，以致胞胎之水涸，胎失所养，故动而不安耳。夫胃为水谷之海，多气多血之经，所以养五脏六腑者。盖万物皆生于土，土气厚而物始生，土气薄而物必死。然土气之所以能厚者，全赖火气之来生也；胃之能化水谷者，亦赖火气之能化也。今胃中有火，宜乎生土，何以火盛而反致害乎？不知无火难以生土，而火多又能烁水。虽土中有火土不死，然亦必有水方不躁。使胃火太旺，必致烁干肾水，土中无水，则自润不足，又何以分润胞胎？土烁之极，火势炎蒸，犯心越神，儿胎受逼，安得不下坠乎？经所谓"二阳之病发心脾"者，正此义也。治法必须泄火滋水，使水气得旺，则火气自衰，火衰而胎狂躁

[①] 即子狂：此三字原无，据目录加。

渴自定矣。方用**息焚安胎汤**。

生地一两，酒炒　青蒿五钱　白术五钱，土炒　茯苓三钱　人参三钱　知母二钱　花粉二钱

水煎服。一剂而狂少平，二剂而狂大定，三剂而火尽解，胎亦安矣。此方药料颇重，恐人虑不胜，而不敢全用，又不得不再为嘱之。怀胎而火胜若此，非大剂何以能戬？火不息则狂不止，而胎能安耶？况药料虽多，均是滋水之味，益而无损，勿过虑也。

【眉批】

妊娠躁狂，每误有别症，不曰痰甚，即云时疾传经，而置妊娠于不问，误服多药，数月不愈。甚有打去胎而以顾大人性命为名者，更属糊涂之极。

妊娠中恶（四十九）

【原文】

妇人怀子在身，痰多吐涎，偶遇鬼神祟恶，忽然腹中疼痛，胎向上顶，人疑为子悬之病也，谁知是中恶而胎不安乎！大凡不正之气，最易伤胎，故有孕之妇，断不宜入庙烧香与僻静阴寒之地，如古洞幽岩，皆不可登。盖邪祟多在神宇潜踪，幽阴岩洞，亦其往来游戏之所，触之最易相犯，不可不深戒也！况孕妇又多痰涎，眼目易眩。目一眩，如有妄见，此招祟之因痰而起也。

人云怪病每起于痰，其信然与！治法似宜以治痰为主。然治痰必至耗气，气虚而痰难消化，胎必动摇。必须补气以生血，补血以活痰，再加以清痰之品，则气血不亏，痰亦易化矣。方用**消恶安胎汤**。

当归一两，酒洗　白芍一两，酒炒　白术五钱，土炒　茯苓五钱　人参三钱　甘草一钱　陈皮五分　花粉三钱　苏叶一钱　沉香一钱，研末

此方大补气血，辅正邪自除之义也。

【眉批】

人参一两，无力者以党参代之。无上党参者，以嫩黄芪代之。古之人参，即今之上党参也。得真台党，即是不必以黄芪代之，亦不必拘泥谓人参即参丽参则误矣。（辅正逐邪，方极平正，如此可知用金石之药以化痰者，皆矜奇立异，欲速取效，不知暗耗人之真气，戒之！）

妊娠多怒堕胎（五十）

【原文】

妇人有怀妊之后，未至成形，或已成形，其胎必堕，人皆曰气血衰微，不能固胎也，谁知是性急怒多，肝火大动而不静乎！夫肝本藏血，肝怒则不藏，不藏则血难固。盖肝虽属木，而木中实寄龙雷之火，所谓相火

是也。相火宜静而不宜动，静则安，动则炽。况木中之火，又易动而难静者也。人生在世，无日非动静之时，即无日非动火之时，尤加大怒，则火益动矣。火动而不可止遏，则火势飞扬，不能生气化胎，而反食气伤精矣。精伤则胎无所养，势必不坠而不已。经所谓"少火生气，壮火食气"，正此义也。治法宜平其肝中之火，利其腰脐之气，使气生夫血，而血清其火，则庶几矣。方用**利气泄火汤**。

人参三钱　白术一两，土炒　甘草一钱　熟地五钱，九蒸　当归三钱，酒洗　白芍五钱，酒炒　芡实三钱，炒　黄芩二钱，酒炒

水煎服。六十剂而胎不坠矣。此方名虽利气，而实补气也。然补气而不加以泄火之品，则气旺而火不能平，必反害其气也。故加黄芩于补气之中以泄火，又有熟地、归、芍以滋肝而壮水之主，则血不燥而气得和，怒气息而火自平，不必利气而气无不利，即无往而不利矣。

【眉批】

性急怒多，何不用舒肝药者，以其有胎娠故也。经云：胎病则母病，胎安则母病自愈。所以妊娠一门总以补气、养血、安胎为主，则万病自除矣。

小 产①

行房小产（五十一）

【原文】

妊妇因行房颠狂，遂致小产，血崩不止，人以为火动之极也，谁知是气脱之故乎！大凡妇人之怀妊也，赖肾水以荫胎。水源不足，则火易沸腾，加以久战不已，则火必大动，再至兴酣颠狂，精必大泄，精大泄则肾水益涸，而龙雷相火益炽，水火两病，胎不能固而堕矣。胎堕而火犹未息，故血随火而崩下，有不可止遏之势。人谓火动之极，亦未为大误也。但血崩本于气虚，火盛本于水亏，肾水既亏，则气之生源涸矣。气源既涸，而气有不脱者乎？此火动是标，而气脱是本也。经云"治病必求其本"，本固而标自立矣。若只以止血为主，而不急固其气，则气散不能速回，而血何由止？不大补其精，则水涸不能遽长，而火且益炽，不揣其本而齐其末，山未见有能济者也。方用**固气填精汤**。

人参一两　黄芪一两，生用　白术五钱，土炒　大熟地一两，九蒸　当归五钱，酒洗　三七三钱，研末冲　芥穗二钱，炒黑

---

① 小产：原无，据目录加。

水煎服。一剂而血止,二剂而身安,四剂则痊愈。此方之妙,妙在不去清火,而惟去补气补精,其奏功独神者,以诸药温润,能除大热也。盖热是虚,故补气自能摄血,补精自能止血,意在本也。

【眉批】

小产血崩,多由行房而致。若年逾四十,参、芪宜倍用,熟地宜减半用,以其气虚火衰也,否则每令气脱不救。凡有妊娠者,须忍欲,谨避房事,万勿自蹈危途。慎之!

跌闪小产(五十二)

【原文】

妊妇有跌扑闪挫,遂致小产,血流紫块,昏晕欲绝者,人皆曰瘀血作祟也,谁知是血室损伤乎!夫血室与胞胎相连,如唇齿之相依。胞胎有伤,则血室亦损,唇亡齿寒,理有必至也。然胞胎伤损而流血者,其伤浅;血室伤损而流血者,其伤深。伤之浅者疼在腹,伤之深者晕在心。同一跌扑损伤,而未小产与已小产,治各不同。未小产而胎不安者,宜顾其胎,而不可轻去其血;已小产而血大崩,宜散其瘀,而不可重伤其气。盖胎已堕血既脱,而血室空虚,惟气存耳。倘或再伤其气,安保无气脱之忧乎?经云:"血为营,气为卫。"使卫有不固，则营无依而安矣。故必补气以生血，新血生而瘀血自散矣。方用**理气散瘀汤**。

人参—两　黄芪—两,生用　当归五钱,酒洗　茯苓三钱　红花—钱　丹皮三钱　姜炭五钱

水煎服。一剂而流血止，二剂而昏晕除，三剂而全安矣。此方用人参、黄芪以补气，气旺则血可摄也；用当归、丹皮以生血，血生则瘀难留也；用红花、黑姜以活血，血活则晕可除也；用茯苓以利水，水利则血易归经也。

【眉批】

胎未堕，宜加杜仲炒炭一钱，续断炒黑一钱；若胎已堕，服原方。血崩不止，加贯众炭三钱；若血流心晕，加元胡炭一钱。

大便干结小产（五十三）

【原文】

妊妇有口渴烦躁，舌上生疮，两唇肿裂，大便干结，数日不得通，以致腹疼小产者，人皆曰大肠之火热也，谁知是血热烁胎乎！夫血所以养胎也，温和则胎受其益，太热则胎受其损。如其热以烁之，则儿在胞胎之中，若有探汤之苦，难以存活，则必外越下奔，以避炎气之逼迫，欲其胎之不坠也，得乎？然则血荫乎胎，则

血必虚耗。血者，阴也，虚则阳亢，亢则害矣。且血乃阴水所化，血曰荫胎，取给刻不容缓，而火炽，阴水不能速生以化血，所以阴虚火动。阴中无非火气，血中亦无非火气矣。两火相合，焚逼儿胎，此胎之所以下坠也。治法宜清胞中之火，补肾中之精，则可已矣。或疑儿已下坠，何故再顾其胞？血不荫胎，何必大补其水？殊不知火动之极，以致胎坠，则胞中纯是一团火气，此火乃虚火也。实火可泄，而虚火宜于补中清之，则虚火易散，而真火可生。倘一味清凉以降火，全不顾胞胎之虚实，势必至寒气逼人，胃中生气萧索矣。胃乃二阳，资养五脏者也。胃阳不生，何以化精微以生阴水乎？有不变为劳瘵者几希矣！方用**加减四物汤**。

熟地五钱，九蒸　白芍三钱，生用　当归一两，酒洗　川芎一钱　山栀子一钱，炒　山萸二钱，蒸，去核　山药三钱，炒　丹皮二钱①　水煎服。四五剂而痊愈矣。

畏寒腹疼小产（五十四）

【原文】

妊妇有畏寒腹疼，因而堕胎者，人只知下部太寒也，谁知是气虚不能摄胎乎！夫人生于火，亦养于火，

---

① 丹皮二钱：原作"丹皮"，据五福堂本增加。

而非气不充,气旺则火旺,气衰则火衰矣。人之所以坐胎者,受父母先天之真火也。先天之真火,即先天之真气以成之。故胎成于气,亦摄于气,气旺则胎牢,气衰则胎堕,胎日加长,而气日加衰,安得不堕哉!况又遇寒气外侵,则内之火气更微,火气微则长养无资,此胎之不能不堕也。使当其腹疼之时,即用人参、干姜之类,补气祛寒,则可以疼止而胎安。无如人拘于妊娠之药,禁而不敢用,因致堕胎,而仅存几微之气。不急救气,尚有何法?方用**黄芪补气汤**。

黄芪二两,生用　当归一两,酒洗　肉桂五分,去粗皮,研

水煎服。五剂愈矣。倘认定是寒,大用辛热,全不补气与血,恐过于燥热,反致亡阳而变危矣。

【眉批】

肉桂须用好的,如①无佳者,用炮姜代之,或一钱、二钱皆可,不可只用五分。

大怒小产(五十五)

【原文】

妊妇有大怒之后,忽然腹疼吐血,因而堕胎,及堕胎之后,腹疼仍未止者,人以为肝之怒火未退也,谁知

---

① 如:原作"加",系形近所误,据五福堂本改。

是血不归经而然乎！夫肝所以藏血者也，大怒则血不能藏，宜失血而不当失胎，何为失血而胎亦随堕乎？不知肝性最急，血门不闭，其血直捣于胞胎，胞胎之系，通于心肾之间，肝血来冲，必断绝心肾之路。胎因心肾之路断，胞胎失水火之养，所以堕也。胎既堕矣，而腹疼如故者，盖因心肾未援，欲续无计，彼此痛伤，肝气欲归于心而心不受，欲归于肾而肾不纳，故血犹未静，而疼无已也。治法宜引肝之血，仍入于肝，而腹疼自已矣。然徒引肝之血而不平肝之气，则气逆而不易转，即血逆而不易归也。方用**引气归血汤**。

白芍五钱，酒炒　当归五钱，酒洗　白术三钱，土炒　甘草一钱　黑芥穗三钱　丹皮三钱　姜炭五分　香附五分，酒炒　麦冬三钱，去心　郁金一钱，醋炒

水煎服。此方名为引气，其实仍是引血也。引血亦所以引气，气归于肝之中，血亦归于肝之内，气血两归，而腹疼自止矣。

【眉批】

产后忌用白芍，因其酸寒也。胎堕后用白芍三钱，惟上元生人可。若下元生人，万不可用。必不得已而用之，将白芍炒炭，用三钱可也。余药如法制。

一本小注载症由内虚，方用石膏一两。无此治法，不可拘泥陈方以致误人。

一本石膏作一钱，无滑石。

难　产①

血虚难产（五十六）

【原文】

妊娠有腹疼数日，不能生产，人皆曰气虚力弱，不能送子出产门，谁知是血虚胶滞，胞中无血，儿难转身乎！夫胎之成，成于肾脏之精；而胎之养，养于五脏六腑之血，故血旺则子易生，血衰则子难产。所以临产之前，宜用补血之药，补血而血不能遽生，则必更兼补气以生之。然不可纯补其气也，恐阳过于旺，则血仍不足，偏胜之害，必有升而无降，亦难产之渐也。防微杜渐，其惟气血兼补乎！使气血并旺，则气能推送，而血足以济之，是汪洋之中自不难转身也，又何有胶滞之患乎！方用**送子丹**。

生黄芪一两　当归一两，酒洗　麦冬一两，去心　熟地五钱，九蒸　川芎三钱

水煎服。二剂而生矣，且无横生倒产之患，此补血补气之药也。二者相较，补血之味多于补气之品，盖补气止用黄芪一味，其余无非补血之品。血旺，气得所

---

① 难产：原无，据目录加。

养；气生，血得所依，胞胎润泽，自然易产。譬如舟遇水浅之处，虽大用人力，终难推行。忽逢春水泛滥，舟自跃跃欲行，再得顺风以送之，有不扬帆而迅行者乎！

交骨不开难产（五十七）

【原文】

妊妇有儿到产门，竟不能下，此危急存亡之时也，人以为胞胎先破，水干不能滑利也，谁知是交骨不开之故乎！盖产门之上，原有骨两块，两相斗合，名曰交骨。未产之前，其骨自合，若天衣之无缝；临产之际，其骨自开，如开门之见山。妇人儿门之肉，原自斜生，皮亦横长，实可宽可窄可大可小者也。苟非交骨连络，则儿门必然大开，可以手入探取胞胎矣。此交骨为儿门之下关，实妇人锁钥之键。此骨不闭，则肠可直下；此骨不开，则儿难降生。然而交骨之能开能合者，气血主之也。血旺而气衰，则儿虽向下，而儿门不开；气旺而血衰，则儿门可开而儿难向下，是气所以开交骨，血所以转儿身也。欲生产之顺利，非大补气血不可。然交骨之闭甚易，而交骨之开甚难。临产而交骨不开者，多由于产前贪欲，泄精太甚，精泄则气血失生化之本，而大亏矣。气血亏则无以运润于儿门，而交骨黏滞不开矣。故欲交骨之开，必须于补气补血之中，而加开骨之品，两相合治，自无不开之患，不必催生，而儿自迅下，母子俱无恙矣。方用**降子汤**。

当归一两　人参五钱　川芎五钱　红花一钱　川牛膝三钱　柞木枝一两

水煎服。一剂儿门必响亮一声，交骨开解，而儿乃降生矣。此方用人参以补气，芎、归以补血，红花以活血，牛膝以降下，柞木枝以开关解骨，君臣佐使同心协力，所以取效如神，在用开于补之中也。然单用柞木枝亦能开骨，但不补气与血，恐开而难合，未免有下部中风之患，不若此方之能开能合之为神妙也。至于儿未临门之时，万不可先用柞木以开其门。然用降子汤，亦正无妨，以其能补气血耳。若欲单用柞木，必须候到门而后可。

脚手先下难产（五十八）

【原文】

妊妇生产之际，有脚先下而儿不得下者，有手先下而儿不得下者，人以为横生倒产，至危之症也，谁知是气血两虚之故乎！夫儿在胞胎之中，儿身正坐，男面向后，女面向前，及至生时，则头必旋转而向下生，此天地造化之奇，非人力所能勉强者。虽然先天与后天，原并行而不悖，天机之动，必得人力以济之。所谓人力者，非产母用力之谓也，谓产母之气与血耳。产母之气血足，则胎必顺；产母之气血亏，则胎必逆，顺则易生，逆则难产。气血既亏，母身必弱，子在胞中亦必弱，胎弱无力，欲转头向下而不能，此胎之所以有脚手先下者也。当是之时，急用针刺儿之手足，则儿必痛而缩入。急用**转天汤**以救顺之。

人参一两　当归二两,酒洗　川芎一两　川牛膝三钱　升麻四分　附子一分,制

水煎服。一剂而儿转身矣，再二剂自然顺生。此方之妙用人参以补气之亏，用芎、归以补血之亏，人人皆知其义。若用升麻，又用牛膝、附子，恐人未识其妙也。盖儿已身斜，非用提挈则头不易转，然转其身，非用下行则身不易降。升麻、牛膝并用，而又用附子者，欲其无经不达，使气血迅速以催生也。

【眉批】

若服二剂后，以针刺儿手足，仍不转身，以针刺产妇合骨穴，儿即下。万不[1]可使稳婆用手探取，以致子母俱危。戒之！

气逆难产（五十九）

【原文】

妇人有生产数日而胎不下者，服催生之药，皆不见

---

[1] 不：原作"可"，据文义改。

效,人以为交骨之难开也,谁知是气逆不行而然乎!夫交骨不开,固是难产,然儿头到产门而不能下者,方是交骨不开之故,自当用开骨之剂。若儿头尚未到产门,乃气逆不行,儿身难转耳,非交骨不开之故也。若开其交骨,则儿门大开,儿头未转而向下,必致变症非常,是儿门万万不可轻开也。大①凡生产之时,切忌坐草太早。若儿未转头,原难骤生,乃早于坐草,产妇见儿许久不下,未免心怀恐惧。恐则神怯,怯则气下而不能升;气既不升,则上焦闭塞,而气乃逆矣;上气既逆,而上焦必胀满,而气益难行矣。气沮滞于上下之间,不利气而徒催生,则气愈逆而胎愈闭矣。治法但利其气,儿自转身而下矣。方用**舒气散**。

人参一两　当归一两,酒洗　川芎五钱　白芍五钱,酒炒　紫苏梗三钱　牛膝三钱　陈皮一钱　柴胡八分　葱白七寸

水煎服。一剂而逆气转,儿即下矣。此方利气而实补气。盖气逆由于气虚,气虚易于恐惧,补其气而恐惧自定,恐惧定而气逆者,将莫知其何以定也,何必开交骨之多事乎哉!

【眉批】

凡临产三日前,必先腹痛一小次,名曰试痛。此时万勿坐草临盆,但将包儿诸物预备现成,不可早叫稳婆

---

① 大:原作"太",据文义改。

来。过三日后,腹若大痛,方叫稳婆来,不可令产妇见面,暂让别室静待,不可高言。盖稳婆名曰收生,使其两手接收,不欲儿堕地受伤,非稳婆别有妙法也。若稳婆来时,即令产妇见面,彼必胡言乱语,用力太早,必致难产,百变丛生,戒之慎之!

子死产门难产(六十)

【原文】

妇人有生产三四日,儿已到产门,交骨不开,儿不得下,子死而母未亡者,服开骨之药不验,当有死亡之危。今幸而不死者,正因其子死而胞胎下坠,子母离开,母气已收,未至同子气俱绝也。治但救其母,而不必顾其子矣。然死子在产门,塞其下口,亦有致母死亡之道。宜用推送之法,补血以生水,补气以生血,使气血两旺,而死子可出,而存母命也。倘徒用降子之剂以坠之,则死子未必下,而母气先脱矣,非救援之善者也。山亲见此等之症,常用**救母丹**,活人颇多,故志之。

人参一两 当归二两,酒洗 川芎一两 益母草一两 赤石脂一钱 芥穗三钱,炒黑

水煎服。一剂而死子下矣。此方用芎、归以补血,人参以补气,气旺血旺,则上能升而下能降,气能推而

血能送。况益母又善下死胎，石脂能下瘀血，自然一涌而出，无少阻滞矣。

子死腹中难产（六十一）

【原文】

妇人有生产六七日，胞衣已破，而子不见下，人以为难产之故也，谁知是子已死于腹中乎！夫儿死于儿门之边易辨，而死于腹中难识。盖儿已到产门之边，未死者头必能伸能缩，已死者必然不动，即以手推之，亦必不动如故。若系未死，用手少拔其儿之发，儿必退入，故曰易辨。若儿死在腹中，何从而知之？然实有可辨而知之者。凡子死腹中，而母可救者，产母之面必无煤黑之气，是子死而母无死气也；子死腹中而母难救，产母之面必有烟熏之气，是子死而母亦无生机也。以此辨死生，断断不爽也。既知儿死腹中，不能用药以降之，危道也；若用霸道以泄之，亦危道也。盖生产至六七日矣，其母之气必甚困乏，乌能胜霸道之治？如用霸道以强逐其死子，恐死子下而母亦立亡矣。必须仍补其母，使母之气血旺，而死子自下也。方用**疗儿散**。

人参二两　当归二两，酒洗　川牛膝五钱　鬼臼三钱，研，水飞　乳香二钱，去油

水煎服。一剂死子下而母生矣。凡儿之降生，必先

转其头，原因其母气血之虚，以致儿不能转头以向下。世人用催生之药，以耗儿之气血，则儿之气不能通达，反致闭闷而死于腹中，此实庸医杀之也。所以难产之疾，断断不可用催生之药，只宜补气补血，以壮其母，而全活婴儿之命，正无穷也。此方救儿死之母，仍大补气血，所以救其本也，谁知救本即所以催生哉！

正 产①

正产胞衣不下（六十二）

【原文】

产妇有儿已下地，而胞衣留滞于腹中二三日不下，心烦意躁，时欲昏晕，人以为胞衣之蒂未断也，谁知是血少干枯，黏连于腹中乎！世人见胞衣不下，未免心怀疑惧，恐其冲之于心，而有死亡之兆。然而胞衣究何能上冲于心也？但胞衣不下，瘀血未免难行，恐有血晕之虞耳。治法仍宜大补其气血，使生血以送胞衣，则胞衣自然润滑，润滑则易下，生气以助生血，则血生自然迅速，尤易催堕也。方用**送胞汤**。

当归二两，酒洗　川芎五钱　益母草一两　乳香一两，不去油

---

① 正产：原无，据目录加。

没药一两，不去油　　芥穗三钱，炒黑　　麝香五厘，研，另冲

水煎服，立下。此方以芎、归补其气血，以荆芥引血归经，用益母、乳香等药，逐瘀而下胞衣。新血既生，则旧血难存，气旺上升，而瘀浊自降，尚有留滞之苦哉？夫胞衣是包儿之一物，非依于子，即依于母，子生而不随子俱下，以子之不可依也，故留滞于腹，若有回顾其母之心。母①胞虽已生子，而其蒂间之气，原未遽绝，所以留连欲脱而未脱，往往有存腹六七日不下，而竟不腐烂者，正以其尚有生气也。可见胞衣留腹，不能杀人，补之而自降耳。或谓胞衣既有生气，补气补血，则胞衣亦宜坚牢，何以补之而反降也？不知子未下，补则益于子；子已下，补则益于母。益子而胞衣之气连，益母而胞衣之气脱，此胞胎之气开，通则两合，闭则两开矣。故大补气血，而胞衣反降也。

有妇人子下地五六日，而胞衣留于腹中，百计治之，竟不能下，而又绝无昏晕烦躁之状，人以为瘀血之黏连也，谁知是气虚不能推送乎！夫瘀血在腹，断无不作祟之理，有则必然发晕，今安然无恙，是血已净矣。血净宜清气升而浊气降。今胞衣不下，是清气下降而难升，遂至浊气上浮而难降。然浊气上升，又必有烦躁之病，今亦安然者，是清浊之气两不能升也。然则，补其

---

① 母：原作"毋"，系形近所误，据五福堂本改。

气不无浊气之上升乎？不知清升而浊降者，一定之理，未有清升而浊亦升者也。苟能于补气之中，仍分其清浊之气，则升清正所以降浊也。方用**补中益气汤**。

人参三钱　生黄芪一两　柴胡三分　炙草一分　当归五钱　白术五分，土炒　升麻三分　陈皮二分　莱菔子五分，炒，研

水煎服。一剂而胞衣自下矣。夫补中益气汤，乃提气之药也，并非推送之剂，何以能降胞衣如此之速也？然而浊气之不降者，由于清气之不升也，提其气则清升而浊降，浊气降则腹中所存之物，即无不随浊气而尽降，正不必再用推送之法也。况又加莱菔子数分，能理浊气，不至两相扞格，所以奏功之奇也。

正产气虚血晕（六十三）

【原文】

妇人甫产儿后，忽然眼目昏花，呕恶欲吐，中心无主，或神魂外越，恍若天上行云，人以为恶血冲心之患也，谁知是气虚欲脱而然乎！盖新产之妇，血必尽倾，血室空虚，止存几微之气。倘其人阳气素虚，不能生血，心中之血前已荫胎，胎堕而心中之血亦随胎而俱堕，心无血养，所赖者几微之气以固之耳。今气又虚而欲脱，而君心无护，所剩残血欲奔回救主，而血非正血，不能归经，内庭变乱而成血晕之症矣。治法必须大

补气血，断不可单治血晕也。或疑血晕是热血上冲，而更补其血，不愈助其上冲之势乎？不知新血不生，旧血不散，补血以生新血，正活血以逐旧血也。然血有形之物，难以速生；气乃无形之物，易于迅发，补气以生血，尤易于补血以生血耳。方用**补气解晕汤**。

人参一两　生黄芪一两　当归一两，不酒洗　黑芥穗三钱　姜炭一钱

水煎服。一剂而晕止，二剂而心定，三剂而血生，四剂而血旺，再不晕矣。此乃解晕之圣药。用参、芪以补气，使气壮而生血也；用当归以补血，使血旺而养气也。气血两旺，而心自定矣。用荆芥以引血归经，用姜炭以行瘀引阳，瘀血去而正血归，不必解晕而晕自解矣。一方之中，药止五味，而其奏功之奇而大，如此几其神乎！

正产血晕不语（六十四）

【原文】

产妇有子方下地，即昏晕不语，此气血两脱也。本在不救，然救之得法，亦有能生者。山得岐天师秘诀，何敢隐而不宣乎？当斯之时，急用银针刺其眉心，得血出则语矣。然后以人参一两煎汤灌之，无不生者。即用黄芪二两，当归一两，名当归补血汤，煎汤一碗灌之，

亦得生。万不可于二方之中，轻加附子。盖附子无经不达，反引气血之药走而不守，不能专注于胞胎，不若人参、归、芪直救其气血之绝，聚而不散也。盖产妇昏晕，全是血室空虚，无以养心，以致昏晕。舌为心之苗，心既无主，而舌又安能出声耶？夫眉心之穴，上通于脑，下通于舌，而其系则连于心，刺其眉心，则脑与舌俱通，而心之清气上升，则瘀血自然下降矣。然后以参、芪、当归之能补气生血者，煎汤灌之，则气与血接续，又何至于死亡乎？虽单用参、芪、当归亦有能生者，然终不若先刺眉心之为更妙。世人但知灸[①]眉心之法，不知刺更胜于灸[②]，盖灸[③]法缓而刺法急，缓则难于救绝，急则易于回生，所谓"急则治其标，缓则治其本"者，此也。

正产败血攻心晕狂（六十五）

【原文】

妇人有产后二三日，发热，恶露不行，败血攻心，狂言呼叫，甚欲奔走，拿提不定，人以为邪热在胃之过，谁知是血虚心不得养而然乎！夫产后之血，尽随胞

---

① 灸：原作"炙"，系形近致误，据文义改。
② 灸：原作"炙"，系形近致误，据文义改。
③ 灸：原作"炙"，系形近致误，据文义改。

胎而外越，则血室空虚，脏腑皆无血养，只有心中之血，尚存几微以护心君。而脏腑失其所养，皆欲取给于心，心包为心君之宰相，拦绝各脏腑之气，不许入心，始得心神安静，是护心者全藉心包之力也。使心包亦虚，不能障心，而各脏腑之气遂直入于心，以分取乎心血，心包情急，既不能内顾其君，又不能外御乎众，于是大声疾呼，号鸣勤王。而其迹象反近于狂悖，有无可如何之势，故病状似热而实非热也。治法须大补心中之血，使各脏腑分取以自养，不得再扰乎心君，则心君泰然，而心包亦安矣。方用**安心汤**。

当归一两　川芎一两　生地五钱　丹皮五钱　生蒲黄二钱　干荷叶一片，引

水煎服。一剂而狂定，恶露亦下矣。此方用芎、归以养血，何以又用生地、丹皮之凉血，似非产后所宜？不知恶露所以奔心，原因虚热相犯，于补中凉之，而凉不为害，况益之以荷叶，七窍相通，引邪外出，不惟内不害心，且佐蒲黄以分解乎恶露也。但只可暂用以定狂，不可多用以取咎也。谨之慎之！

正产肠下（六十六）

【原文】

产妇肠下，亦危症也，人以为儿门不关之故，谁知

是气虚下陷而不能收乎！夫气虚下陷，自宜用升提之药以提其气矣。然新产之妇，恐有瘀血在腹，一旦提气，并瘀血而升腾于上，则冲心之患，又恐变出非常，是气又不可竟提也。气既不可竟提，而气又下陷，将用何法以治之哉？盖气之下陷者，因气之虚也，但补其气，则气旺而肠自升举矣。惟是补气之药少，则气力薄而难以上升，必须以多为贵，则阳旺力强，断不能降而不升矣。方用**补气升肠饮**。

人参一两　生黄芪一两　当归一两，酒洗　白术五钱，土炒　川芎三钱，酒洗　升麻一分

水煎服。一剂而肠升矣。此方纯于补气，全不去升肠，即如用升麻一分，亦不过引气而升耳。盖升麻之为用，少则气升，多则血升也，不可不知。又方，用蓖麻仁四十九粒，捣涂顶心以提之，肠升即刻洗去，时久则恐吐血，此亦升肠之一法也。

【眉批】

生产有子未下肠先下者，名盘肠生。勿遽服此方，急取一净盆，用开水洗热，将肠置于盆内，静待勿惧，子下后肠即徐徐收回。若时久，盆与肠俱冷，不能速收，急用开水一盆待温，以入得手为度。将温水顷于置肠盆内，肠热气充，即可收起矣。若子先下，急服此方，少迟恐气脱不救。

产 后[①]

产后少腹疼（六十七）

【原文】

妇人产后，少腹疼痛，甚则结成一块，按之甚疼，人以为儿枕之疼也，谁知是瘀血作祟乎！夫儿枕者，前人谓儿头枕之物也。儿枕之不疼，岂儿生不枕而反疼，是非儿枕可知矣。既非儿枕，何故作疼？乃是瘀血未散，结作成团而作疼耳。凡此等之症，多是壮健之妇，血之有余，而非血之不足也。似乎可用破血之药，然血活则瘀自除，血结则瘀作祟。若不补血而反败血，虽瘀血可消，毕竟耗损难免，不若于补血之中，以行逐瘀之法，则气血不耗，而瘀亦尽消矣。方用**散结定疼汤**。

当归一两，酒洗　川芎五钱，酒洗　丹皮二钱　益母草三钱　黑芥穗二钱　乳香一钱，去油　山楂十粒　桃仁七粒，泡，去皮尖，炒，研

水煎服。一剂而疼止而愈，不必再剂也。此方逐瘀于补血之中，消块于生血之内，妙在不专攻疼病，而疼病止。彼世人一见儿枕之疼，动用元胡、苏木、蒲黄、

---

① 产后：原无，据目录加。

灵脂之类以化块，又何足论哉？

妇人产后，少腹疼痛，按之即止，人亦以为儿枕之疼也，谁知是血虚而然乎！夫产后亡血过多，血室空虚，原能腹疼，十妇九然。但疼有虚实之分，不可不辨。如燥糠触体光景，是虚疼而非实疼也。大凡虚疼宜补，而产后之虚疼，尤宜补焉。惟是血虚之疼，必须用补血之药，而补血之味，多是润滑之品，恐与大肠不无相碍。然产后血虚，肠多干燥，润滑正相宜也，何碍之有？方用**肠宁汤**。

当归一两，酒洗　熟地一两，九蒸　人参三钱　麦冬三钱，去心　阿胶三钱，蛤粉炒　山药三钱，炒　续断二钱　甘草一钱　肉桂二分，去粗，研

水煎服。一剂而疼轻，二剂而疼止，多服更宜。此方补气补血之药也。然补气而无太郁之忧，补血而无太滞之患，气血既生，不必止疼而疼自止矣。

【眉批】

前后二方极效，不必加减。

产后气喘（六十八）

【原文】

妇人产后气喘，最是大危之症，苟不急治，立刻死亡，人只知是气血之虚也，谁知是气血两脱乎！夫既气

血两脱,人将立死,何又能作喘?然此血将脱,而气犹未脱也,血脱欲留,而气不能留挽乎!血之脱而气反上喘,如人与贼斗,而力不胜贼之强,又不肯自安于不斗,乃召号同志,以求邻人之助,故呼声而喘作。其症虽危,而可救处正在能作喘也。盖肺主气,喘则肺气似盛,而不知实肺气之衰也。当是之时,血将脱而万难骤生,望肺气之相救甚急,若赤子之望慈母。然而肺因血失,止存几微之气,自顾尚且不暇,又何能提挈乎血?气不与血俱脱者,几希矣!是救血必须补气也。方用**救脱活母汤**。

人参 二两　当归 一两,酒洗　熟地 一两,九蒸　枸杞子 五钱　山萸 五钱,蒸,去核　麦冬 一两,去心　阿胶 二钱,蛤粉炒　肉桂 一钱,去粗,研　黑芥穗 二钱

水煎服。一剂而喘轻,二剂而喘减,三剂而喘定,四剂而痊愈矣。此方用人参以接续元阳。然徒补其气而不补其血,则阳躁而狂,虽回生于一时,亦旋得旋失之道。即补血而不补其肝肾之精,则本原不固,阳气又安得而续乎?所以又用熟地、山萸、枸杞之类,以大补其肝肾之精,而后大益其肺气,则肺气健旺,升提有力矣。特虑新产之后,用补阴之药,腻滞不行,又加肉桂以补命门之火,使火气有根,助人参以生气,而且能运化地黄之类,以化精微。若过于助阳,万一血随阳动,瘀而上行,亦非保全之策。更加荆芥以引血归经,则肺

气安而喘速定，治几其神乎！

产后恶寒身颤（六十九）

【原文】

妇人产后，恶寒恶心，身体颤，发热作渴，人以为产后伤寒也，谁知是气血两虚，正不敌邪而然乎！大凡人之气不虚，则邪断难入。产妇失血既多，则气必大虚，气虚则皮毛无卫，邪原易入，正不必户外之风来袭体也，即一举一动，风即可乘虚而入之。然产后之妇，风易入而亦易出。凡有外邪之感，俱不必祛风，况产妇之恶寒者，寒由内生也；发热者，热由内弱也；身颤者，颤由气虚也。治其内寒，而外寒自散；治其内弱，而外热自解；壮其元阳，而身颤自除。方用**十全大补汤**。

人参三钱　白术三钱,土炒　茯苓三钱,去皮　甘草一钱,炙　川芎一钱,酒洗　当归三钱,酒洗　熟地五钱,九蒸　白芍二钱,酒炒　黄芪一两,生用　肉桂一钱,去粗,研

水煎服。一剂而诸病悉愈。此方但补气与血之虚，而不去散风与邪之实，正以正足而邪自除也，况原无邪气乎！所以奏功之捷也。

【眉批】

宜连服数剂，不可只服一剂。

产后恶心呕吐（七十）

【原文】

妇人产后，恶心欲呕，时而作吐，人皆曰胃气之寒也，谁知是肾气之寒乎！夫胃为肾之关，胃之气寒，则胃气不能行于肾之中；肾之气寒，则肾气亦不能行于胃之内，是肾与胃原不可分而两之也。惟是产后失血过多，必致肾水干涸，肾水涸，应肾火上炎，当不至胃有寒冷之虞，何故肾寒而胃亦寒乎？盖新产之余，水乃遽然涸去，虚火尚不能生，火既不生，而寒之象自现。治法宜补其肾中之火矣。然火无水济，则火在水上，未必不致成火动阴虚之症，必须于水中补火，肾中温胃，而后肾无太热之患，胃有既济之欢也。方用**温肾止呕汤**。

熟地_{五钱，九蒸} 巴戟_{一两，盐水浸} 人参_{三钱} 白术_{一两，土炒} 山萸_{五钱，蒸，去核} 炮姜_{一钱} 茯苓_{二钱，去皮} 白蔻_{一粒，研} 橘红_{五分，姜汁洗}

水煎服。一剂而呕吐止，二剂而不再发，四剂而痊愈矣。此方补肾之药多于治胃之品，然而治肾仍是治胃也。所以肾气升腾而胃寒自解，不必用大热之剂温胃而祛寒也。

【眉批】

服此方，必待恶露尽后。若初产一二日之内，恶心欲呕，乃恶露上冲，宜服加味生化汤：全当归一两酒洗，川芎二钱，炮姜一钱，东楂炭二钱，桃仁一钱研，用无灰黄酒一盏，水一盏，同煎。

产后血崩（七十一）

【原文】

少妇产后半月，血崩昏晕，目见鬼神，人皆曰恶血冲心也，谁知是不慎房帏之过乎！夫产后业逾半月，气血虽不比其初产之二三日，而新气血初生，尚未全复，即血路已净，而胞胎之损伤未痊，断不可轻于一试，以重伤其门户。无奈少娇之妇，气血初复，不知慎养，欲心大动，贪合图欢，以致血崩昏晕，目见鬼神，是心肾两伤，不特胞胎门户已也。明明是既犯色戒，又加酣战，以致大泄其精，精泄而神亦随之而欲脱。此等之症，乃自作之孽，多不可活。然于不可活之中，而思一急救活之法，舍大补其气与血，别无良法也。方用**救败求生汤**。

人参二两 当归二两，酒洗 白术二两，土炒 九蒸熟地一两 山萸五钱，蒸 山药五钱，炒 枣仁五钱，生用 附子一分或一钱，自制

水煎服。一剂而神定，二剂而晕止，三剂而血亦止矣。倘一服见效，连服三四剂，减去一半，再服十剂，

可庆更生。此方补气，以回元阳于无何有之乡，阳回而气回，自可摄血以归神，生精而续命矣。

产后手伤胞胎淋漓不止（七十二）

【原文】

妇人有生产之时，被稳婆手入产门，损伤胞胎，因而淋漓不止，欲少忍须臾而不能，人谓胞破不能再补也，而孰知不然！夫破伤皮肤，尚可完补，岂破在腹内者，独不可治疗？或谓破在外，可用药外治，以生皮肤；破在内，虽有灵膏，无可救补耳。然破之在内者，外治虽无可施力，安必其内治不可奏功乎？试思疮伤之毒，大有缺陷，尚可服药以生肌肉，此不过收生不谨，小有所损，并无恶毒，何难补其缺陷也！方用**完胞饮**。

人参一两　白术十两，土炒　茯苓三钱，去皮　生黄芪五钱　当归一两，酒洗　川芎五钱　桃仁十粒，泡炒，研　红花一钱　益母草三钱　白及末一钱

用猪、羊胞一个，先煎汤，后煎药，饥服，十剂痊愈。夫胞损宜用补胞之药，何以反用补气血之药也？盖生产本不可手探试，而稳婆竟以手探胞胎，以致伤损，则难产必矣。难产者，因气血之虚也。产后大伤气血，是虚而又虚矣，因虚而损，复因损而更虚，若不补其气与血，而胞胎之破，何以奏功乎？今之大补其气血者，

不啻饥而与之食，渴而与之饮也，则精神大长，气血再造，而胞胎何难补完乎！所以旬日之内便成功也。

【眉批】

胞破，诸书单方最多，然不如此之妙。

产后四肢浮肿（七十三）

【原文】

产后四肢浮肿，寒热往来，气喘咳嗽，胸膈不利，口吐酸水，两胁疼痛，人皆曰败血流于经络，渗于四肢，以致气逆也，谁知是肝肾两虚，阴不得出之阳乎！夫产后之妇，气血大亏，自然肾水不足，肾火沸腾。然水不足，则不能养肝，而肝木大燥，木中乏津，木燥火发，肾火有党，子母两焚，火焰直冲而上克肺金，金受火刑，力难制肝，而咳嗽喘满之病生焉。肝火既旺而下克脾土，土受木刑，力难制水，而四肢浮肿之病出焉。然而肝木之火旺，乃假象而非真旺也。假旺之气，若盛而实不足，故时而热时而寒，往来无定，乃随气之盛衰以为寒热，而寒非真寒，热亦非真热，是以气逆于胸膈之间而不舒耳。两胁者，肝之部位也；酸者，肝之气味也。吐酸胁疼痛，皆肝虚而肾不能荣之象也。治法宜补血以养肝，补精以生血，精血足而气自顺，而寒热咳嗽浮肿之病悉退矣。方用**转气汤**。

人参三钱　茯苓三钱，去皮　白术三钱，土炒　当归五钱，酒洗　白芍五钱，酒炒　熟地一两，九蒸　山萸三钱，蒸　山药五钱，炒　芡实三钱，炒　故纸一钱，盐水炒　柴胡五分

水煎服。三剂效，十剂痊。此方皆是补血补精之品，何以名为转气耶？不知气逆由于气虚，乃是肝肾之气虚也。补肝肾之精血，即所以补肝肾之气也。盖虚则逆，旺则顺，是补即转也。气转而各症尽愈，阴出之阳，则阴阳无扞格之虞矣。

产后肉线出（七十四）

【原文】

妇人有产后水道中出肉线一条，长二三尺，动之则疼痛欲绝，人以为胞胎之下坠也，谁知是带脉之虚脱乎！夫带脉束于任督之间，任脉前而督脉后，二脉有力，则带脉坚牢；二脉无力，则带脉崩坠。产后亡血过多，无血以养任督，而带脉崩坠，力难升举，故随溺而随下也。带脉下垂，每每作痛于腰脐之间，况下坠者而出于产门之外，其失于关键也更甚，安得不疼痛欲绝乎！方用**两收汤**。

人参一两　白术二两，土炒　川芎三钱，酒洗　九蒸熟地二两　山药一两，炒　山萸四钱，蒸　芡实五钱，炒　扁豆五钱，炒　巴戟三钱，盐水浸　杜仲五钱，炒黑　白果十枚，捣碎

水煎服。一剂而收半，二剂而全收矣。此方补任督而仍补腰脐者，盖以任督连于腰脐也。补任督而不补腰脐，则任督无助，而带脉何以升举？惟两补之，则任督得腰脐之助，带脉亦得任督之力而收矣。

产后肝痿（七十五）

【原文】

妇人产后阴户中垂下一物，其形如帕，或有角或二歧，人以为产颓也，谁知是肝痿之故乎！夫产后何以成肝痿也？盖因产前劳役过伤，又触动怪怒，以致肝不藏血，血亡过多，故肝之脂膜随血崩坠，其形似子宫，而实非子宫也。若是子宫之下坠，状如茄子，只到产门，而不能越出于产门之外。惟肝之脂膜往往出产门外者，至六七寸许，且有粘席干落一片，如手掌大者。如是子宫坠落，人立死矣，又安得治而复生乎！治法宜大补其气与血，而少加升提之品，则肝气旺而易生，肝血旺而易养，肝得生养之力，而脂膜自收。方用**收膜汤**。

生黄芪一两　人参五钱　白术五钱，土炒　白芍五钱，酒炒　当归三钱，酒洗　升麻一钱

水煎服。一剂即收矣。或疑产后禁用白芍，恐伐生气之源，何以频用之而奏功也？是未读仲景之书者，嗟乎！白芍之在产后不可频用者，恐其收敛乎瘀也，而谓

伐生气之源，则误矣。况病之在肝者，尤不可以不用，且用之于大补气血之中，在芍药亦忘其为酸收矣，又何能少有作祟者乎？矧脂膜下坠，正藉酸收之力，助升麻以提升气血，所以奏功之捷也。

【眉批】

收肝膜全赖白芍之功，不可用炭。

产后气血两虚乳汁不下（七十六）

【原文】

妇人产后，绝无点滴之乳，人以为乳管之闭也，谁知是气与血之两涸乎！夫乳乃气血之所化而成也，无血固不能生乳汁，无气亦不能生乳汁。然二者之中，血之化乳，又不若气之所化为尤速。新产之妇，血已大亏，血之自顾不暇，又何能以化乳？乳全赖气之力，以行血而化之也。今产后数日，而乳不下点滴之汁，其血少气衰可知。气旺则乳汁旺，气衰则乳汁衰，气涸则乳汁亦涸，必然之势也。世人不知大补气血之妙，而一味通乳，岂知无气则乳无以化，无血则乳无以生，不几向饥人而乞食，贫人而索金乎？治法宜补气以生血，而乳汁自下，不必利窍以通乳也。方名**通乳丹**。

人参一两　生黄芪一两　当归二两，酒洗　麦冬五钱，去心　木通三分　桔梗三分　七孔猪蹄二个，去爪壳水煎服。二剂而乳如泉涌矣。此方专补气血以生乳汁，正以乳生于气血也。产后气血涸而无乳，非乳管之闭而无乳者可比。不去通乳而名通乳丹，亦因服之乳通而名之。今不通乳而乳生，即名为生乳丹亦可。

产后郁结乳汁不通（七十七）

【原文】

少壮之妇于生产之后，或闻丈夫之嫌，或听翁姑之诮，遂致两乳胀满疼痛，乳汁不通，人以为阳明之火热也，谁知是肝气之郁结乎！夫阳明属胃，乃多气多血之府也。乳汁之化，原属阳明，然阳明属土，壮妇产后，虽云亡血，而阳明之气，实未尽衰，必得肝木之气以相通，始能化成乳汁，未可全责之阳明也。盖乳汁之化，全在气而不在血。今产后数日，宜其有乳，而两乳胀满作痛，是欲化乳而不可得，非气郁而何？明明是羞愤成郁，土木相结，又安能化乳而成汁也？治法宜大舒其肝木之气，而阳明之气血自通，而乳亦通矣，不必专去通乳也。方名**通肝生乳汤**。

白芍五钱,醋炒　当归五钱,酒洗　白术五钱,土炒　熟地三分　甘草三分　麦冬五钱,去心　通草一钱　柴胡一钱　远志一钱

水煎服。一剂即通，不必再服也。

【眉批】

麦冬用小米炒,不惟不寒,胃且得木味,一直引入胃中而化乳,愈速。

上党杨瑶林校字

产后编上

产后总论

【原文】

凡病起于血气之衰，脾胃之虚，而产后尤甚。是以丹溪先生论产后，必大补气血为先，虽有他症，以末治之，斯言尽治产之大旨。若能扩充立方，则治产可无过矣。夫产后忧惊劳倦，气血暴虚，诸症乘虚易入。如有气毋专耗散，有食毋专消导，热不可用芩、连，寒不可用桂、附，寒则血块停滞，热则新血崩流。至若中虚外感，见三阳表证之多，似可汗也，在产后而用麻黄，则重竭其阳；见三阴里症之多，似可下也，在产后而用承气，则重亡阴血。耳聋胁痛，乃肾虚恶露之停，休用柴胡；谵语出汗，乃元弱似邪之症，非同胃实。厥由阳气之衰，无分寒热，非大补不能回阳而起弱；痉因阴血之亏，不论刚柔，非滋荣不能舒筋而活络。乍寒乍热，发作无期，证似疟也，若以疟治，迁延难愈；言论无伦，神不守舍，病似邪也，若以邪治，危亡可待。去血过多而大便燥结，肉苁蓉加于生化，非润肠承气之能通；去汗过多而小便短涩，六君子倍加参、芪，必生津助液之可利。加参生化汤频服，救产后之危；长生活命丹屡用，苏绝谷之人。癫疝脱肛，多是气虚下陷，补中益气之方；口噤拳挛，乃因血燥类风，加参生化之剂。产户入风而痛甚，服宜羌活养荣汤；玉门伤凉而不闭，洗宜螺儿黄硫散。怔忡惊悸，生化汤加以定志；似邪恍惚，安神丸助以归脾。因气而闷满虚烦，生化汤加木香为佐；因食而嗳酸恶食，六君子加神曲、麦芽为良。苏木、莪术，大能破血；青皮、枳壳，最消满胀。一应耗气破血之剂，汗吐宣下之法，止可施诸壮实，岂宜用于胎产？大抵新产后，先问恶露如何？块痛未除，不可遽加参、术；腹中痛止，补中益气无疑。至若亡阳脱汗，气虚喘促，频服加参生化汤，是从权也；又如亡阴火热，血崩厥晕，速煎生化原方，是救急也。王太仆云："治下补下，治以急缓，缓则道路达而力微，急则气味厚而力重。"故治产当遵丹溪而固本，服法宜效太仆以频加。凡付生死之重寄，须着意于极危；欲求俯仰之无亏，用存心于爱物。此虽未尽产症之详，然所闻一症，皆援近乡治验为据，亦未必无小补云。

正　产

【原文】

正产者，有腹或痛或止，腰胁酸痛，或势急而胎未破,名弄胎。服八珍汤加香附自安。有胞破数日而痛尚缓,亦服上药俟之。

伤　产

【原文】

伤产者,胎未足月,有所伤动,或腹痛脐痛,或服催生药太早,或产母努力太过,逼儿错路,不能正产。故临月必举动从容,不可多睡、饱食、饮酒。但觉腹中动转,即正身仰卧,待儿转顺。与其临时费力,不如先时慎重。

调　产

【原文】

调产者,产母临月,择稳婆,办器用,备参药。产时不可多人喧闹,二人扶身,或凭物站。心烦,用滚水调白蜜一匙,独活汤更妙。或饥,服糜[①]粥少许,勿令饥渴。有生息未顺者,只说有双胎或胎衣不下,勿令产母惊恐。

催　生

【原文】

催生者,因坐草太早,困倦难产,用八珍汤稍佐以

---

① 糜:原作"縻",据五福堂本改。

香附、乳香，以助血气。胞衣早破，浆血已干，亦用八珍汤。

冻 产

【原文】

冻产者，天寒血气凝滞，不能速生，故衣裳宜厚，产室宜暖，背心下体尤要。

热 产

【原文】

热产者，暑月宜温凉得宜。若产室人众，热气蒸逼，致头痛、面赤、昏晕等症，宜饮清水少许以解之。然风雨阴凉，亦当避之。

横 产

【原文】

横产者，儿居母腹，头上足下，产时则头向下，产母若用力逼之，胎转至半而横。当令产母安然仰卧，令其自顺，稳婆以中指挟其肩，勿使脐带羁绊，用催生药，努力即生。

当归　紫苏各三钱　长流水煎服，即下。

一方：用好京墨磨服之，即下。

一方：用败笔头一个，火煅，以藕节自然汁调服之，即下。

一方：用益母草六两浓煎，加童便一大杯调服，即下。

盘肠产

【原文】

盘肠产者，产则子肠先出，然后生子。其肠或未即收，以蓖麻子四十九粒研碎，涂头上，肠收急急洗去，迟则有害。又方，止用四十粒，去皮，研为膏，涂顶中，收即拭之。如肠燥，以磨刀水润之，再用磁石煎汤服之，须阴阳家用过有验者。

难　产

【原文】

难产者，交骨不开，不能生产也。服加味芎归汤，良久即下。

小川芎—两　当归—两　败龟板—个，酒炙　妇人发灰—握　须用生过男女者为末，水一盏，煎七分服。

死　产

【原文】

死产者，子死腹中也。验母舌青黑，其胎已死。先用平胃散一服，酒水各一盏，煎八分，投朴硝煎服，即下。用童便亦好，后用补剂调理。

下 胞

【原文】

胞衣不下，用滚酒送下失笑散一剂，或益母丸，或生化汤送鹿角灰一钱，或以产母发入口作吐，胞衣即出。有气虚不能送出者，腹必胀痛，单用生化汤。

全当归一两　川芎三钱　白术一钱　香附一钱　加人参三钱　更妙，用水煎服。

一方：用蓖麻子二两，雄黄二钱，研膏，涂足下涌泉穴，衣下，急速洗去。

平胃散

南苍术米泔水浸炒　厚朴姜炒　陈皮　炙草各二钱

共为粗末，或水煎，或酒煎，煎成时加朴硝二钱，再煎一二沸，温服。

失笑散

五灵脂　蒲黄　俱研为细末，每服三钱，热酒下。

断 脐

【原文】

断脐，必以绵裹咬断为妙。如遇天寒，或因难产，母子劳倦，宜以大麻油纸燃，徐徐烧断，以助元气。虽儿已死，令暖气入脐，多得生，切勿以刀断之。

滑胎散临月常服数剂，以便易生。

当归三五钱　川芎五七钱　杜仲二钱　熟地三钱　枳壳七分　山药二钱

水二盅，煎八分，食前温服。如气体虚弱人，加人参、白术，随宜服之；如便实多滞者，加牛膝二钱。

治产秘验良方

【原文】

治横生逆产，至数日不下，一服即下；有未足月，忽然胎动，一服即安；或临月先服一服，保护无虞；更能治胎死腹中及小产、伤胎、无乳者，一服即如原体。

全当归　川芎各一钱五分　川贝母一钱,去心　荆芥穗　黄芪各八分　厚朴姜炒　蕲艾　红花各七分　菟丝饼钱二分　白芍一钱二分,冬月不用　枳壳六分,面炒　羌活六分,面炒　甘草五分

上十三味，只用十二味，不可加减。安胎去红花，催生去蕲艾，用井水盅半，姜二片为引，热服，渣用水一盅煎半钟，热服。如不好，再用水一钟煎半盅，服之即效，不用二剂。

催生兔脑丸 治横生逆产神效

腊月兔脑髓一个　母①丁香一个　乳香一钱,另研　麝香

---

① 母：原作"毋"，系形近所误，据五福堂本改。

一分

兔脑为丸，芡实大，阴干密封，用时以温酒送下一丸。

夺命丹

临产未产时，目反口噤，面黑唇青，口中吐沫，命在须臾。若脸面微红，子死母活，急用：

蛇蜕　蚕故子_{烧灰不存性}　发灰_{一钱}　乳香_{五分}

共为细末，酒下。

加味芎归汤治子宫不收，产门不闭。

人参_{二钱}　黄芪_{一钱}　川芎_{一钱}　当归_{二钱}　升麻_{八分}　炙草_{四分}　五味子_{十五粒}　再不收，加半夏_{八分}　白芍_{八分，酒炒}

新产治法

【原文】

生化汤先连进二服。若胎前素弱妇人，见危症、热症、堕胎，不可拘帖数，服至病退乃止。若产时劳甚，血崩形脱，即加人参三四钱在内，频服无虞。若气促，亦加人参。加参于生化汤者，血块无滞，不可以参为补，而弗用也。有治产不用当归者，见偏之甚。此方处置万全，必无一失。世以四物汤治产，地黄性寒滞血，芍药微酸无补，伐伤生气，误甚！

产后用药十误

【原文】

一、因气不舒而误用耗气顺气等药,反增饱闷。陈皮用至五分,禁枳实、厚朴。

二、因伤食而误用消导,反损胃气至绝谷。禁枳壳、大黄、蓬、棱、曲、朴。

三、因身热而误用寒凉,必致损胃增热。禁芩、连、栀、柏、升、紫。

四、因日内未曾服生化汤,勿用参、芪、术,以致块痛不消。

五、毋用地黄,以滞恶露。

六、毋独用枳壳、牛膝、枳实以消块。

七、便秘,毋庸大黄、芒硝。

八、毋用苏木、棱、蓬以行块,芍药能伐气,不可用。

九、毋独用山楂汤以攻块定痛,而反损新血。

十、毋轻服济坤丹以下胎下胞。

产后危疾诸症,当频服生化汤,随症加减,照依方论。

产后寒热

【原文】

凡新产后,荣卫俱虚,易发寒热,身痛腹痛,决不可妄投发散之剂,当用生化汤为主,稍佐发散之药。产后脾虚,易于停食,以致身热。世人见有身热,便以为外感,遽然发汗,速亡甚矣。当于生化汤中加扶脾消食之药。大抵产后先宜补血,次补气。若偏补气而专用参、芪,非善也。产后补虚,用参、芪、芎、归、白术、陈皮、炙草,热轻则用茯苓淡渗之药,其热自除,重则加干姜。或云:大热而用姜何也?曰:此热非有余之热,乃阴虚内生热耳。盖干姜能入肺,分利肺气;又能入肝,分引众药生血,然必与阴血药同用之。产后恶寒发热腹痛者,当主恶血,若腹不痛,非恶血也。

产后寒热,口眼歪邪,此乃气血虚甚,以大补为主。左手脉不足,补血药多于补气药;右手脉不足,补气药多于补血药,切不可用小续命等发散之药。

胎前患伤寒、疫症、疟疾、堕胎等症

【原文】

胎前或患伤寒、疫症、疟疾,热久必致堕胎,堕后愈增热，因热消阴血，而又继产失血故也。治者甚勿妄论伤寒、疟疫未除，误投栀子、豉汤、柴[①]、芩、连、柏等药。虽或往来潮热，大小便秘，五苓、承气等药，断不可用。只重产轻邪，大补气血，频服生化汤。如形脱气脱，加生脉散以防血晕。盖川芎味辛能散，干姜能除虚火热。虽有便秘、烦渴等症，只多服生化汤，自津液生而二便通矣。若热用寒剂，愈虚中气，误甚。

生化汤原方

当归八钱　川芎三钱　桃仁十四粒　黑姜五分　炙草五分

用好酒、童便各半煎服。如不甚饮酒者，以黄酒代之。

产后诸证治法

血块第一

【原文】

医家所先论，慎勿拘古方，妄用苏木、蓬、棱，以轻人命。其一应散血方、破血药，俱禁用。虽山楂性缓，亦能害命，不可擅用。惟生化汤系血块圣药也。

又益母丸、鹿角灰，就用生化汤送下一钱，外用烘

[①] 柴：原作"紫"，系形近所误，据五福堂本改。

热衣服，暖和块痛处，虽大暑亦要和暖块痛处。有气不运而晕迷厥，切不可妄说恶血抢心，只服生化汤为妙。俗有生地、牛膝行血，山棱、蓬术败血，山楂、砂糖消块，蕲艾、椒酒定痛，反致昏晕等症，切不可妄用。二三四日内，觉痛减可揉，乃虚痛也，宜加参生化汤。

如七日内，或因寒凉食物，结块痛甚者，加入肉桂八分于生化汤内（眉批：肉桂一作三分）。如血块未消，不可加参、芪，用之则痛不止。总之，慎勿用峻利药，勿多饮姜、椒、艾、酒。频服生化汤，行气助血，外用热衣以暖腹。如用红花以行之，苏木、牛膝以攻之，则误其胎气。胀，用乌药、香附以顺之，枳壳、厚朴以舒之，甚有青皮、枳实、苏子，以下气定喘，芩、连、栀子、黄柏以退热除烦。至于血结更甚，反用承气汤下之而愈结；汗多小便短涩，反用五苓散通之而愈秘，非徒无益而又害之也。

凡儿生下，或停血不下，半月外尚痛；或外加肿毒，高寸许；或身热，减饮食，倦甚，必用生化汤加三棱、蓬术、肉桂等，攻补兼治，其块自消。如虚甚，食少泄泻，只服此帖定痛，且健脾胃，进食止泻，然后服消块汤。

加味生化汤 治血块日久不消，半月后方可用之。

川芎 一钱　当归 三钱　黑姜 四分　桃仁 十五粒　三棱 醋炒　元胡 六分　肉桂 六分　炙草 四分

血晕第二

【原文】

分娩之后，眼见黑花，头眩昏晕，不省人事者，一因劳倦甚而气竭神昏，二因大脱血而气欲绝，三因痰火乘虚泛上而神不守，当急服生化汤二三帖，外用韭菜细切，纳有嘴瓶中，用滚醋二盅冲入瓶内，急冲产母鼻中，即醒。若偏信古方，认为恶血抢心，而轻用散血之剂，认为痰火而用无补消降之方，误甚矣。

如晕厥牙关紧闭，速煎生化汤，挖开口将鹅毛探喉，酒盏盛而灌之。如灌下腹中渐温暖，不可拘帖数，外用热手在单衣上，从心揉按至腹，常热火暖之一两时，服生化汤四帖完即神清。始少缓药，方进粥，服至十服而安。故犯此者，连灌药，火暖，不可弃而不救。若在冬月，妇人身欠暖，亦有大害。临产时必预煎生化汤，预烧秤锤、硬石子，候儿下地，连服二三帖。又产妇枕边，行醋韭投醋瓶之法，决无晕症。又儿生时，合家不可喜子而慢母，产母不可顾子忘倦，又不可产讫即卧，或忿怒逆气，皆致血晕，慎之！慎之！

加味生化汤 治产后三等血晕症。

川芎三钱　当归六钱　黑姜四分　桃仁十粒　炙草五分　荆芥四分　大枣，水煎服。

劳倦甚而晕及血崩气脱而晕，并宜速灌两服。如形色脱，或汗多而脱，皆急服一帖，即加人参三四钱，一加肉桂四分，决不可疑参为补而缓服。痰火乘虚泛上而晕，方内加橘红四分，虚甚加人参二钱。肥人多痰，再加竹沥七分，姜汁少许，总不可用棱、术破血等方。其血块痛甚，兼送益母丸，或鹿角灰，或元胡散，或独胜散，上消血块方，服一服即效，不必易方，从权救急。

加参生化汤 治产后形色脱晕，或汗多脱晕。

人参三钱，有倍加至五钱者　川芎二钱　当归五钱　炙草四分　桃仁十粒　炮姜四分　大枣，水煎服。

脉脱形脱，将绝之症，必服此方，加参四五钱，频频灌之。产后血崩、血晕兼汗多，宜服此方；无汗不脱，只服本方，不必加参。左尺脉脱，亦加参。此方治产后危急诸症可通用，一昼一夜必须服三四剂。若照常症服，岂能接将绝之气血，扶危急之变症耶！产后一二日，血块痛虽未止，产妇气血虚脱，或晕，或厥，或汗多，或形脱，口气渐凉，烦渴不止，或气喘急，无论块痛，从权用加参生化汤。病势稍退，又当减参，且服生化汤。

加减法：血块痛甚，加肉桂七分；渴，加麦冬一钱，五味十粒；汗多，加麻黄根一钱。如血块不痛，加黄芪一钱以止汗；伤饭食面食，加炒神曲一钱，麦芽五分，炒；伤肉食，加山楂五个，砂仁四钱。

厥症第三

【原文】

妇人产有用力过多，劳倦伤脾，故逆冷而厥，气上行满，脉去形矣，非大补不可，岂钱数川芎、当归能回阳复神乎？必用加参生化汤，倍参，进二剂，则气血旺而神自生矣，厥自止矣。若服药而反渴，另有生脉散，独参代茶饮，救脏之燥。如四肢逆冷又泄痢，类伤寒阴症，又难用四逆汤，必用倍参生化汤，加附子一片，可以回阳止逆，又可以行参、归之功矣。立二方于左，分先后。

加参生化汤 治产后发厥，块痛未止，不可加芪、术。

川芎二钱　当归四钱　炙草五分　炮姜四分　桃仁十粒　人参二钱　枣水煎，进二服。

滋荣益气复神汤 治产后发厥，问块痛已除，可服。

人参三钱　黄芪一钱　白术一钱，土炒　当归三钱　炙草四分　陈皮四分　五味十粒　川芎一钱　熟地一钱　麦芽一钱　水煎服。

手足冷，加附子五分；汗多，加麻黄根一钱，熟枣仁一钱；妄言妄见，加益智、柏子仁、龙眼肉；大便实，加肉苁蓉二钱。大抵产后晕厥二症相类。但晕在临盆，症急甚于厥，宜频服生化汤几帖，块化血旺，神清晕止。若多气促形脱等症，必加参、芪。厥在分娩之后，宜倍参生化汤，止厥以复神，并补气血也，非如上偏补气血而可愈也。要知晕有块痛，芪、术不可加。厥症若无块痛，芪、术、地黄，并用无疑也。

血崩第四

【原文】

产后血大来，审血色之红紫，视形色之虚实。如血紫有块，乃当去其败血也，止留作痛，不可论崩。如鲜红之血，乃是惊伤心不能生血，怒伤肝不能藏血，劳伤脾不能统血，且不能归经耳，当以崩治。先服生化汤几帖，则行中自有补，血宁气生。若形脱汗多气促，宜服倍参生化汤几帖以益气，非棕灰之可止者。如产后半月外崩，又宜升举大补汤治之。此症虚极，服药平稳，未见速效，须二十帖后，诸症顿除。

生血止崩汤治产后血崩。

川芎一钱　当归四钱　黑姜四分　炙草五分　桃仁十粒　荆芥五分　乌梅五分，煅灰　蒲黄五分，炒　枣水煎。忌姜、椒、热物、生冷。

鲜红血大来，荆芥穗、白芷各五分；血竭形败，加参三四钱；汗多气促，亦加参三四钱；无汗、形不脱、气促，只服生化汤，多服则血自宁。有言归、芎但能活血，甚误。

升举大补汤 滋荣益气，如有块动，只服前方，芪、术勿用。

黄芪　白术　陈皮各四分　人参二钱　炙草　升麻各四分　当归　熟地各二钱　麦冬一钱　川芎一钱　白芷四分　黄连三分　荆芥穗四分

汗多，加麻黄根一钱，浮麦一小撮；大便不通，加肉苁蓉一钱，禁用大黄；有气，磨木香三分；痰，加贝母六分，竹沥、姜汁少许；寒嗽，加杏仁十粒，桔梗五分，知母一钱；惊，加枣仁、柏子仁各一钱；伤饭，加神曲、麦芽各一钱；伤肉食，加山楂、砂仁各八分。俱加枣，水煎。身热不可加连、柏，伤食怒气，均不可专用耗散无补药。凡年老虚人患崩，宜升举大补汤。

气短似喘第五

【原文】

因血脱劳甚，气无所恃，呼吸止息，违其常度，有认为痰火，反用散气化痰之方，误人性命。当以大补血为主。如有块，不可用参、芪、术；无块，方可用本方，去桃仁，加熟地并附子一片；足冷，加熟附子一钱及参、术、陈皮，接续补气养荣汤。

加参生化汤 治分娩下即患气短者,有块不可加芪、术。

川芎 二钱　当归 四钱　炙草 五分　黑姜 四分　桃仁 十粒　人参 二钱

连进二三帖后,再用后方。

补气养荣汤 治产后气短促,血块不痛,宜服此方。

黄芪 一钱　白术 一钱　当归 四钱　人参 三钱　陈皮 四分　炙草 四分　熟地 二钱　川芎 二钱　黑姜 四分

如手足冷,加熟附子一钱;汗多,加麻黄根一钱,浮麦一小撮;渴,加麦冬一钱,五味子十粒;大便不通,加肉苁蓉一钱,麻仁一撮;伤面饭,加炒神曲一钱,炒麦芽一钱;伤肉食,加山楂、砂仁各五分。

按:麦芽有回乳之害,用者慎之!

【眉批】

黄芪①、白术,一作各二钱。凡止汗用浮麦宜炒。

妄言妄见第六

【原文】

由气血虚,神魂无依也。治当论块痛有无缓急。若块痛未除,先服生化汤二三帖,痛止,继服加参生化汤

---

① 芪:原作"底",据文义改。

或补中益气汤,加安神定志丸,汤丸调服之。若产日久,形气俱不足,即当大补气血,安神定志,服至药力充足,其病自愈。勿谓邪祟,若喷以法水惊之,每至不救。屡治此症,服药至十数帖方效。病虚似邪,欲泄其邪,先补其虚,先调其气,次论诸病,此古人治产后虚症及年老虚喘、弱人妄言,所当用心也。

宁神生化汤 治产后块痛未止,妄言妄见症,未可用芪、术。

川芎一钱　柏子仁一钱　人参一二钱　当归二三钱　茯神二钱　桃仁十二粒　黑姜四分　炙草四分　益智八分,炒　陈皮三分

枣水煎。

滋荣益气复神汤 块痛已止,妄言妄见,服此方即愈。

黄芪　白术　麦冬　川芎　柏子仁　茯神　益智各一钱　人参　熟地各二钱　陈皮三分　炙草四分　枣仁十粒,一钱　五味子十粒　莲子八枚　元肉八个

枣水煎服。

产后血崩血脱,气喘气脱,神脱妄言,虽有血气阴阳之分,其精散神去之促一也,比晕后少缓,亦危症也。若非厚药频服,失之者多也。误论气实痰火者,非也。新产有血块痛,并用加参生化汤,行中有补,斯免滞血血晕之失也。其块痛止,宜用升举大补汤,少佐黄

连,坠火以治血脱,宁血归经也;宜用倍参补中益气汤,少佐附子,助参以治气脱,摄气归渊也;宜用滋荣益气复神汤,少佐痰剂,以清心火,宁君主之官也。

伤食第七

【原文】

新产后禁膏粱,远厚味,如饮食不节,必伤脾胃。治当扶元、温补气血、健①脾胃,审伤何物,加以消导诸药。生化汤加神曲、麦芽,以消面食;加山楂、砂仁,以消肉食。如寒冷之物,加吴萸、肉桂;如产母虚甚,加人参、白术。又有块,然后消补并治,无有不安者。屡见治者不重产后之弱,惟知速消伤物,反损真气,益增满闷,可不慎哉!

加味生化汤 治血块未消,服此以消食。

川芎二钱　当归五钱　黑姜四分　炙草五分　桃仁十粒

问伤何物,加法如前,煎服。

健脾消食生化汤 治血块已除,服此消食。

川芎一钱　人参　当归各二钱　白术一钱半　炙草五分

审伤何物,加法如前。

如停寒物日久,脾胃虚弱,恐药不能运用,可用揉

---

① 健:原作"建",据文义改。

按，炒神曲熨之，更妙。凡伤食误用消导药，反绝粥几日者，宜服此方。

长生活命丹

人参三钱，水一盅半，煎半盅。先用参汤一盏，以送饭锅焦，研粉三匙，渐渐加参汤，锅焦粉引开胃口。煎参汤用新罐或铜杓，恐闻药气要呕也。如服寒药伤者，加姜三大片煎汤。人参，名活命草；锅焦，名活命丹，此方曾活数十人。

忿怒第八

【原文】

产后怒气逆，胸膈不利，血块又痛，宜用生化汤去桃仁。服时磨木香二分在内，则块化怒散，不相悖也。若轻产重气，偏用木香、乌药、枳壳、砂仁之类，则元气反损，益增满闷。又如怒后即食，胃弱停闷，当审何物，治法如前。慎勿用木香槟榔丸、流气引子之方，使虚弱愈甚也。

木香生化汤 治产后血块已除，因受气者。

川芎二钱　当归六钱　陈皮三分　黑姜四分

服时，磨木香二分在内。此方减桃仁，用木香、陈皮，前有减干姜者，详之。

健脾化食散气汤 治受气伤食无块痛者。

白术二钱　当归二钱　川芎一钱　黑姜四分　人参二钱
陈皮三钱

审伤何物，加法如前。大抵产后忿怒气逆及停食二症，善治者，重产而轻怒气消食，必以辅气血为先，佐以调肝顺气，则怒郁散而元不损；佐以健脾消导，则停食行而思谷矣。若专理气消食，非徒无益而又害之。

类疟第九

【原文】

产后寒热往来，每日应期而发，其症似疟而不可作疟治。夫气血虚而寒热更作，元气虚而外邪或侵，或严寒，或极热，或昼轻夜重，或日晡寒热，绝类疟症。治当滋荣益气，以退寒热。有汗急宜止，或加麻黄根之类；只头有汗而不及于足，乃孤阳绝阴之危症，当加地黄、当归之类；如阳明无恶寒，头痛无汗，且与生化汤加羌活、防风、连须、葱白数根以散之。其柴胡清肺饮等方，常山、草果等药，俱不可用。

滋荣养气扶正汤 治产后寒热有汗，午后应期发者。

人参二钱　炙黄芪　白术　川芎　熟地　麦冬　麻黄根各一钱　当归三钱　陈皮四分　炙草五分

枣水煎。

加减养胃汤 治产后寒热往来，头痛无汗类疟者。

炙草四分　白茯苓一钱　半夏八分，制　川芎一钱　陈皮四分　当归二钱三钱　苍术一钱　藿香四分　人参一钱

姜引，煎服。有痰，加竹沥、姜汁、半夏、神曲，弱人兼服河车丸。凡久疟不愈，兼服参术膏以助药力。

参术膏

白术一斤，米泔浸一宿，剉焙　人参一两　用水六碗，煎二碗，再煎二次，共汁六碗，合在一处，将药汁又熬成一碗，空心米汤化半酒盏。

类伤寒二阳症第十

【原文】

产后七日内，发热头痛恶寒，毋专论伤寒为太阳症；发热头痛胁痛，毋专论伤寒为少阳症。二症皆由气血两虚，阴阳不和而类外感。治者慎勿轻产后热门，而用麻黄汤以治类太阳症，又勿用柴胡汤以治类少阳症。且产母脱血之后，而重发汗，则虚虚之祸，可胜言哉！昔仲景云"亡血家不可发汗"，丹溪云"产后切不可发表"，二先生非谓产后真无伤寒之兼也，非谓麻黄汤、柴胡汤之不可对症也。诚恐后辈学业偏门而轻产，执成方而发表耳。谁知产后真感风感寒，生化中芎、姜亦能散之乎？

加味生化汤 治产后三日内发热头痛症。

川芎　防风各一钱　当归三钱　炙草四分　桃仁十粒　羌活四分

查刊本，去桃仁，然必须问有块痛与否，方可议去。服二帖后，头仍痛，身仍热，加白芷八分，细辛四分。如发热不退，头痛如故，加连须葱五个，人参三钱。产后败血不散，亦能作寒作热，何以辨之？曰：时有刺痛者，败血也；但寒热无他症者，阴阳不和也。刺痛用当归，乃和血之药；若乃积血而刺痛者，宜用红花、桃仁、归尾之类。

【眉批】

一本无桃仁，有黑姜四分。

类伤寒三阴症第十一

【原文】

潮热有汗，大便不通，毋专论为阳明证；口燥咽干而渴，毋专论为少阴证；腹满液干，大便实，毋专论为太阴证；又汗出谵语便闭，毋专论为肠胃中燥粪宜下症。数症多由劳倦伤脾，运化稽迟，气血枯槁，肠腑燥涸，乃虚症类实，当补之症。治者勿执偏门，轻产而妄议三承气汤，以治类三阴之症也。间有少壮，产后妄下，幸而无妨，虚弱产妇，亦复妄下，多致不救。屡见妄下成膨，误导反结。又有血少，数日不通，而即下致泻不止者，危哉！《妇人良方》云：产后大便秘，若计其日期，饭食数多，即用药通之，祸在反掌。必待腹满觉胀，欲去不能者，反结在直肠，宜用猪胆汁润之。若日期虽久，饮食如常，腹中如故，只用补剂而已。若服苦寒疏通，反伤中气，通而不止，或成痞满，误矣。

养正通幽汤 治产后大便秘结，类伤寒三阴症。

川芎二钱半　当归六钱　炙草五分　桃仁十五粒　麻仁二钱，炒　肉苁蓉酒洗，去甲，一钱

汗多便实，加黄芪一钱，麻黄根一钱，人参二钱；口燥渴，加人参、麦冬各一钱；腹满溢，便实，加麦冬一钱，枳壳六分，人参二钱，苁蓉一钱；汗出谵语便实，乃气血虚竭，精神失守，宜养荣安神，加茯神、远志、苁蓉各一钱，人参、白术各二钱，黄芪、白芷各一钱，柏子仁一钱。

以上数等大便燥结症，非用当归、人参至斤数，难取功效。大抵产后，虚中伤寒，口伤食物，外症虽见头痛发热，或胁痛腰痛，是外感宜汗，犹当重产，亡血禁汗。惟宜生化汤，量为加减，调理无失。又如大便秘结，犹当重产，亡血禁下，宜养正助血通滞，则稳当矣。

又**润肠粥** 治产后日久大便不通。

芝麻一升，研末，和米二合，煮粥食，肠润即通。

类中风第十二

【原文】

产后气血暴虚，百骸少血濡养，忽然口噤牙紧，手足筋脉拘搐等症，类中风痫痉。虽虚火泛上有痰，皆当以末治之，勿执偏门，而用治风消痰之方，以重虚产妇也。治法当先服生化汤，以生旺新血。如见危症，三服后即用加参，益气以救血脱也；如有痰火，少佐橘红、炒芩之类，竹沥、姜汁亦可加之，黄柏、黄连切不可并用，慎之！

滋荣活络汤 治产后血少口噤，项强筋搐类风症。

川芎 一钱半　当归　熟地　人参 各二钱　黄芪　茯神　天麻 各一钱　炙草　陈皮　荆芥穗　防风　羌活 各四分　黄连 八分，姜汁炒

有痰，加竹沥、姜汁、半夏；渴，加麦冬、葛根；有食，加山楂、砂仁以消肉食，神曲、麦芽以消饭食；大便闭，加肉苁蓉一钱半；汗多，加麻黄根一钱；惊悸，加枣仁一钱。

天麻丸 治产后中风，恍惚语涩，四肢不利。

天麻 一钱　防风 一钱　川芎 七分　羌活 七分　人参　远志　柏子仁　山药　麦冬 各钱　枣仁 一两　细辛 四两　南星曲 八分　石菖蒲 一钱

研细末，炼蜜为丸，辰砂为衣，清汤下六七十丸。

类痉第十三

【原文】

产后汗多即变痉者,项强而身反,气息如绝,宜速服加减生化汤。

加减生化汤专治有汗变痉者。

川芎　麻黄根各一钱　当归四钱　桂枝五分　人参一钱　炙草五分　羌活五分　天麻八分　附子一片　羚羊角八分

如无汗类痉者中风,用川芎三钱、当归、枣仁、防风俱无分量。

出汗第十四

【原文】

凡分娩时汗出,由劳伤脾、惊伤心、恐伤肝也。产妇多兼三者而汗出,不可即用敛汗之剂,神宁而汗自止。若血块作痛,芪、术未可遽加,宜服生化汤二三帖,以消块痛,随继服加参生化汤,以止虚汗。若分娩后倦甚,溅溅然汗出,形色又脱,乃亡阳脱汗也。汗本亡阳,阳亡则阴随之,故又当从权,速灌加参生化汤,倍参以敌危恶,毋拘块痛。妇人产多汗,当健脾以敛水液之精,益荣卫以嘘血归源,灌溉四肢,不使妄行内外之汗也。杂症虽有自汗、盗汗之分，其当归六黄汤不可治产后之盗汗也，并宜服加参生化汤及加味补中益气二方。若服参、芪而汗多不止，及头出汗而不至腰足，乃危恶之症，必难疗矣。如汗出而手拭不及者，不治。产后汗出气喘等症，虚之极也，不受补者，不治。

麻黄根汤治产后虚汗不止。

人参二钱　当归二钱　黄芪一钱半　白术一钱　桂枝五分　麻黄根一钱　粉草五分，炒　牡蛎研，少许　浮麦一大撮

虚脱、汗多、手足冷，加黑姜四分，熟附子一片；渴，加麦冬一钱，五味十粒；肥白人产后多汗，加竹沥一盏，姜汁一小匙，以清痰火；恶风寒，加防风、桂枝各五分；血块不落，加熟地三钱，晚服八味地黄丸。

山茱萸　山药　丹皮　云苓各八钱　泽泻五钱　熟地八钱　五味子五钱　炙黄芪一两

炼蜜为丸。阳加于阴则汗，因而遇风变为痉疭者有之，尤难治。故汗多，宜谨避风寒。汗多小便不通，乃亡津液故也，勿用利水药。

盗汗第十五

【原文】

产后睡中汗出，醒来即止，犹盗瞰人睡，而谓之盗汗，非汗自至之比。《杂症论》云："自汗阳亏，盗汗阴

虚。"然当归六黄汤，又非产后盗汗方也，惟兼气血而调治之，乃为得耳。

止汗散治产后盗汗。

人参二钱　当归二钱　熟地一钱半　麻黄根五分　黄连五分，酒炒　浮小麦一大撮

又方

牡蛎煅细末，五分　小麦面炒黄，研末

【眉批】

一本牡蛎、小麦炒黄，各五分，空心调服。

口渴兼小便不利第十六

【原文】

产后烦躁，咽干而渴，兼小便不利，由失血汗多所致。治当助脾益肺，升举气血，则阳升阴降，水入经而为血为液，谷入胃而气长脉行，自然津液生而便调利矣。若认口渴为火，而用芩、连、栀、柏以降之；认小便不利为水滞，而用五苓散以通之，皆失治也。必因其劳损而温之益之，因其留滞而濡之行之，则庶几矣。

生津止渴益水饮

人参　麦冬　当归　生地各三钱　黄芪一钱　葛根一钱　升麻　炙草各四分　茯苓八分　五味子十五粒

汗多，加麻黄根一钱，浮小麦一大撮；大便燥，加

肉苁蓉一钱五分；渴甚，加生脉散，不可疑而不用。

遗尿第十七

【原文】

气血太虚，不能约束，宜八珍汤加升麻、柴胡，甚者，加熟附子一片。

上党杨瑶林校字

产后编下

误破尿脬①第十八

【原文】

产理不顺,稳婆不精,误破尿脬膀胱者,用参、芪为君,归、芎为臣,桃仁、陈皮、茯苓为佐,猪羊尿脬煎药,百服乃安。

又方云:用生黄丝绢一尺,白牡丹皮根为末,白及末各二钱,水二碗,煮至绢烂如饴,服之,宜静卧,不可作声,名补脬饮,神效。

患淋第十九

【原文】

由产后虚弱,热客于脬中,内虚频数热,则小便淋涩作痛,曰淋。

茅根汤治产后冷热淋并治之。

---

① 脬:原作"胞",据文义改。

石膏一两　白茅根一两　瞿麦　白茯苓各五钱　葵子　人参　桃胶　滑石各一钱　石首鱼头四个

灯心水煎，入齿末，空心服。

【眉批】

一作各等分。

又方治产后小便痛淋血。

白茅根　瞿麦　葵子　车前子　通草以上①俱无分量　鲤鱼齿一百个

水煎服。亦入齿末。

按：齿末，疑均是鲤鱼齿末。

便数第二十

【原文】

由脬内素有冷气，因产发动，冷气入脬故也。用赤石脂二两为末，空心服。

又方，治小便数及遗尿，用益智仁二十八枚为末，米饮送下二钱。

又桑螵散

桑螵蛸三十个　人参　黄芪　鹿茸　牡蛎　赤石脂各三钱　为末，空心服二钱，米饮送下。

---

① 上：原作"土"，据形近所误，据文义改。

泻第二十一

【原文】

产后泄泻，非杂症，有食泄、湿泄、水谷注下之论，大率气虚食积与湿也。气虚宜补，食积宜消，湿则宜燥。然恶露未净，遽难骤燥，当先服生化汤二三帖，以化旧生新，加茯苓以利水道，俟血生，然后补气消食燥湿，以分利水道，使无滞涩虚虚之失。若产旬日外，方论杂证，尤当论虚实而治也。如痛下清水，腹鸣，米饮不化者，以寒泄治；如粪水黄赤，肛门作痛，以热泄治之；有因饮食过多，伤脾成泄，气臭如败卵，以食积治之；又有脾气久虚少食，食下即鸣，急尽下所食之物方觉快者，以虚寒泄治之。治法寒则温之，热则清之，脾伤食积，分利健脾，兼消补虚，善为调治，无失也。产后虚泻，眠昏人不识，弱甚，形脱危症，必用人参二钱，白术、茯苓各二钱，附子一钱，方能回生。若脉浮弦，按之不鼓，即为中寒，此盖阴先亡而阳欲去，速宜大补气血，加附子、黑姜以回元阳，万勿忽视。

加减生化汤 治产后块未消，患泻症。

川芎二钱　茯苓二钱　当归四钱　黑姜五分　炙草五分
桃仁十粒　莲子八枚

水煎温服。

健脾利水生化汤 治产后块已除，患泻症。

川芎一钱　茯苓一钱半　归身二钱　黑姜四分　陈皮五分　炙草五分　人参三钱　肉果一个，制　白术一钱，土炒　泽泻八分

寒泻，加干姜八分；寒痛，加砂仁、炮姜各八分；热泻，加炒黄连八分；泻水腹痛，米饮不化，加砂仁八分、麦芽、山楂各一钱；泻有酸嗳臭气，加神曲、砂仁各八分。脾气久虚，泻出所食物方快，以虚寒论。泻水者，加苍术一钱以燥湿；脾气弱，元气虚，必须大补，佐消食清热却寒药。弱甚形色脱，必须第一方，参、术、苓、附必用之药也。诸泻俱加升麻，酒炒莲子十粒。

完谷不化第二十二

【原文】

因产后劳倦伤脾，而运转稽迟也，名飧泄。又饮食太过，脾胃受伤亦然，俗呼水谷痢是也。然产方三日内，块未消化，此脾胃衰弱，参、芪、术未可遽加，且服生化汤加益智、香砂，少温脾气；俟块消后，加参、芪、术补气，肉果、木香、砂仁、益智温胃，升麻、柴胡清胃气，泽泻、茯苓、陈皮以利水，为上策也。

加味生化汤 治产后三日内完谷不化，块未消者。

川芎一钱　益智一钱　当归四钱　黑姜四分　炙草四分　桃仁十粒　茯苓一钱半

参苓生化汤治产后三日内块已消，谷不化，胎前素弱，患此症者。

川芎一钱　当归二钱　黑姜四分　炙草五分　人参二钱　茯苓一钱　白芍一钱，炒　益智一钱，炒　白术二钱，土炒　肉果一个，制

泻水多，加泽泻、木通各八分；腹痛，加砂仁八分；渴，加麦冬、五味子；寒泻，加黑姜一钱，木香四分；食积，加神曲、麦芽消饭面，砂仁、山楂消肉食。产后泻痢日久，胃气虚弱，完谷不化，宜温助胃气，六君子汤加木香四分，肉果一个制。

【眉批】

一本当归作三钱，有枣一枚。一本有莲子八枚，去心，枣一枚。

痢第二十三

【原文】

产后七日内外，患赤白痢，里急后重频并，最为难治。欲调气行血而推荡痢邪，犹患产后元气虚弱；欲滋荣益气而大补虚弱，又助痢之邪，惟生化汤减干姜，而代以木香、茯苓，则善消恶露，而兼治痢疾，并行而不

相悖也。再服香连丸，以俟一二日后，病势如减，可保无虞。若产七日外，有患褐花色后重，频并虚痢，即当加补无疑。若产妇禀厚，产期已经二十余日，宜服生化汤加连、芩、厚朴、芍药行积之剂。

加减生化汤 治产后七日内患痢。

川芎二钱　当归五钱　炙草五分　桃仁十二粒　茯苓一钱　陈皮四分　木香磨，三分

红痢腹痛，加砂仁八分。

青血丸 治噤口痢。

香、连为末，加莲肉粉各一两半，和匀，酒送下四钱。

凡产三四日后，块散，痢疾少减，共十症，开后依治：

一、产后久泻

元气下陷，大便不禁，肛门如脱，宜服六君子汤，加木香四分，肉果一个制，姜汁五分。

二、产后泻痢

色黄，乃脾土真气虚损，宜服补中益气汤，加木香、肉果。

三、产后伤面食

泻痢，宜服生化汤，加神曲、麦芽。

【眉批】

一本神曲、麦芽、木香各一钱。

四、产后伤肉食

泻痢，宜服生化汤，加山楂、砂仁。

五、产后胃气虚弱

泻痢，完谷不化，当温助胃气，宜服六君子汤，加木香四分，肉果一个制。

六、产后脾胃虚弱

四肢浮肿，宜服六君子汤，加五皮散（见后水肿）。

七、产后泻痢

无后重，但久不止，宜服六君子汤，加木香、肉果。

八、产后赤白痢

脐下痛，当归、厚朴、黄连、肉果、甘草、桃仁、川芎。

九、产后久痢

色白，属血虚，宜四物汤加荆芥、人参；

【眉批】

一本有十，产后痢久，色赤，属气虚，宜六君子汤加木香、肉果。

霍乱第二十四

【原文】

由劳伤气血，脏腑空虚，不能运化食物及感冷风，所致阴阳升降不顺，清浊乱于脾胃，冷热不调，邪正相搏上下，为霍乱。

生化六和汤治产后血块痛未除，患霍乱。

川芎二钱　当归四钱　黑姜　炙草　陈皮　藿香各四分　砂仁六分　茯苓一钱

姜三片，煎。

附子散治产后霍乱吐泻，手足逆冷，须无块痛，方可服此。

白术一钱　当归二钱　陈皮　黑姜　丁香　甘草各四分

共为末，粥饮送下二钱。

温中汤治产后霍乱，吐泻不止，无块痛者可服。

人参　白术　当归　厚朴　黑姜　茯苓　草豆蔻

姜三片　水煎服。

呕逆不食第二十五

【原文】

产后劳伤脏腑，寒邪易乘于肠胃，则气逆呕吐而不下食也。又有瘀血未净而呕者，亦有痰气入胃，胃口不清而呕者，当随症调之。

加减生化汤治产妇呕逆不食。

川芎一钱　当归三钱　黑姜　砂仁　藿香各五分　淡竹叶七片

水煎，和姜汁二匙服。

温胃丁香散治产后七日外呕逆不食。

当归三钱　白术二钱　黑姜四分　丁香四分　人参一钱　陈皮五分　炙草五分　前胡五分　藿香五分

姜三片，水煎服。

石莲散治产妇呕吐，心冲目眩。

石莲子去壳,去心,一两半　白茯苓一两　丁香五分

共为细末，米饮送下。

【眉批】

一本有白术，无白茯苓，丁香作五钱，用者酌①之。

生津益液汤治产妇虚弱，口渴气少，由产后血少多汗，内烦不生津液。

人参　麦冬　茯苓各一两　大枣　竹叶　浮小麦　炙草　栝蒌根。大渴不止，加芦根。

咳嗽第二十六

【原文】

治产后七日内，外感风寒咳嗽，鼻塞声重，恶寒，勿用麻黄以动汗。嗽而胁痛，勿用柴胡汤；嗽而有声，痰少面赤，勿用凉药。凡产有火嗽，有痰嗽，必须调理

---

① 酌：原作"的"，据五福堂本改。

半月后，方可用凉药，半月前不当用。

加味生化汤 治产后外感风寒，咳嗽及鼻塞声重。

川芎一钱　当归二钱　杏仁十粒　桔梗四分　知母八分

有痰，加半夏曲；虚弱有汗咳嗽，加人参。总之产后不可发汗。

【眉批】

知母，一本作四分。

加参宁肺生化汤 治产后虚弱，旬日内外感风寒，咳嗽声重有痰，或身热头痛及汗多者。

川芎一钱　人参一钱　知母一钱　桑白皮一钱　当归二钱
杏仁十粒　甘草四分　桔梗四分　半夏七分　橘红三分

虚人多痰，加竹沥一杯，姜汁半匙。

加味四物汤 治半月后干嗽有声痰少者。

川芎　白芍　知母　瓜蒌仁各一钱　生地　当归各二钱
诃子二钱　冬花六分　桔梗四分　甘草四分　兜铃四分

水肿第二十七

【原文】

产后水气，手足浮肿，皮肤见光荣色，乃脾虚不能制水，肾虚不能行水也。必以大补气血为先，佐以苍术、白术、茯苓补脾。壅满，用陈皮、半夏、香附消之；虚人，加人参、木通；有热，加黄芩、麦冬以清肺金。健脾利水，补中益气汤。七日外，用人参、白术各二钱，茯苓、白芍各一钱，陈皮五分，木瓜八分，紫苏、木通、大腹皮、苍术、厚朴各四分。大便不通，加郁李仁、麻仁各一钱。如因寒邪湿气伤脾，无汗而肿，宜姜皮、半夏、苏叶加于补气方，以表汗。

五皮散 治产后风湿客伤脾经，气血凝滞，以致面目浮虚，四肢肿胀气喘。

五加皮　地骨皮　大腹皮　茯苓皮各一钱　姜皮一钱

水煎服。

又云：产后恶露不净，停留胞络，致令浮肿，若以水气治之，投以甘遂等药，误矣。但服调经散，则血行而肿消矣。

调经散

没药另研　琥珀另研，各一钱　肉桂　赤芍　当归各一钱

右为末，每服五分，姜汁、酒各少许，调服。

流注第二十八

【原文】

产后恶露流于腰臂足关节之处，或漫肿，或结块，久则肿起作痛，肢体倦怠。急宜用葱熨法以治外肿，内服参归生化汤以消血滞，无缓也。未成者消，已成者溃。

葱熨法

用葱一握，炙热，捣烂做饼，敷痛处，用厚布二三层，以熨斗火熨之。

参归生化汤

川芎一钱半　当归三钱　炙草五分　人参二钱　黄芪一钱半　肉桂五分　马蹄香二钱

此症若不补气血、节饮食、慎起居，未有得生者。如肿起作痛，起居饮食如常，是病气有余，形气未损，易治；若漫肿微痛，起居倦怠，饮食不足，最难治。或未成脓，未溃，气血虚也，宜服八珍汤；憎①寒恶寒，阳气虚也，宜服十全大补汤；补后大热，阴血虚也，宜服四物汤，加参、术、丹皮；呕逆，胃气虚也，宜服六君子汤，加炮姜、干姜；食少体倦，脾气虚也，宜服补中益气汤；四肢冷逆，小便频数，肾气虚也，补中益气汤加益智仁一钱。神仙回洞散，治产后流注恶露，日久成肿，用此宣导其脓。若未补气血旺，不可服此方。

膨胀第二十九

【原文】

妇人素弱，临产又劳，中气不足，胸膈不利，而转

---

① 憎：原作"增"，据五福堂本改。

运稽迟。若产后即服生化汤以消块止痛，又服加参生化汤以健脾胃，自无中满之症。其膨胀，因伤食而误消，因气郁而误散，多食冷物而停留恶露。又因血虚大便燥结，误下而愈胀。殊不知气血两虚，血块消后，当大补气血，以补中虚。治者若但知伤食宜消，气郁宜散，恶露当攻，便结可下，则胃气反损，满闷益增，气不升降，湿热积久，遂成膨胀。岂知消导坐于补中，则脾胃强，而所伤食气消散，助血兼行，大便自通，恶露自行。

如产后中风，气不足，微满，误服耗气药而胀者，服**补中益气汤**。

人参五分　当归五分　白术五分　白茯苓一钱　川芎四分　白芍四分　萝卜子四分　木香三分

【眉批】

一本人参、白术俱作一钱，当归一钱，有姜一片。

如伤食、误服消导药成胀，或胁下积块，宜服**健脾汤**。

人参　白术　当归各三钱　白茯苓　白芍　神曲　吴萸各一钱　大腹皮　陈皮各四分　砂仁　麦芽各五分

【眉批】

一本人参、白术作二钱。

如大便不通，误服下药成胀及腹中作痛，宜服**养荣生化汤**。

当归四钱　白芍一钱　白茯苓一钱　人参一钱　白术二钱　陈皮五分　大腹皮五分　香附五分　苁蓉一钱　桃仁十粒,制

块痛,将药送四消丸。屡误下,须用参、归半斤,大便方通,膨胀方退。凡误用消食耗气药,以致绝谷,长生活命丹屡效。(方见伤食条)。

【眉批】

一本无桃仁。

怔忡惊悸第三十

【原文】

由产忧惊劳倦,去血过多,则心中跳动不宁,谓之怔忡;若惕然而惊,心中怯怯,如人将捕之状,谓之惊悸。

治此二证,惟调和脾胃,志定神清而病愈矣。如分娩后血块未消,宜服生化汤,且补血行块,血旺则怔定惊平,不必加安神定志剂。如块消痛止后患此,宜服**加减养荣汤**。

当归二钱　川芎二钱　茯苓一钱　人参一钱　枣仁一钱　麦冬一钱　远志一钱　白术一钱　黄芪一钱　元肉八枚　陈皮四分　炙草四分

姜煎。虚烦,加竹沥、姜汁,去川芎、麦冬,再加竹茹一团,加木香即归脾汤。

养心汤 治产后心血不宁，惊悸不安。

炙黄芪一钱　茯苓八分　川芎八分　当归二钱　麦冬一钱八分　远志八分　柏子仁一钱　人参一钱半　炙草四分　五味十粒　姜水煎服。

【眉批】

一本有元肉六枚。

骨蒸第三十一

【原文】

宜服保真汤，先服清骨散。

柴胡梅连汤 即清骨散作汤，速效。

柴胡　前胡　黄连　乌梅去核

各二两，共为末听用，再将猪脊髓一条，猪苦胆一个，韭菜白十根，各一寸，同捣成泥，入童便一酒盏，搅如稀糊，入药末，再捣为丸，如绿豆大，每服三四十丸，清汤送下。如上膈热多，食后服。此方凡男女骨蒸皆可用之，不专治产妇。

保真汤

黄芪六分　人参二钱　白术二钱　炙草四分　川芎六分　当归二钱　天冬一钱　麦冬二钱　白芍二钱　枸杞二钱　黄连六分，炒　黄柏六分，炒　知母二钱　生地二钱　五味十粒　地骨皮六分　枣三枚，去核，水煎服。

【眉批】

一本无麦冬、黄连。

加味大造汤 治骨蒸劳热，若服清骨散、梅连丸不效，服此方。

人参一两　当归一两　麦冬八分　石斛八分，酒蒸　柴胡六钱　生地二两　胡连五钱　山药一两　枸杞一两　黄柏七分，炒

先将麦冬、地黄捣烂后入诸药，同捣为丸，加蒸紫、河车另捣，焙干为末，炼蜜丸。

【眉批】

一本无麦冬、黄连。

心痛第三十二

【原文】

此即胃脘痛。因胃脘在心之下，劳伤风寒及食冷物而作痛，俗呼为心痛。心可痛乎？血不足则怔忡惊悸不宁耳！若真心痛，手足青黑色，旦夕死矣。治当散胃中之寒气，消胃中之冷物，必用生化汤，佐消寒食之药，无有不安。若绵绵而痛，可按止之，问无血块，则当论虚而加补也。产后心痛腹痛，二症相似，因寒食与气上攻于心，则心痛；下攻于腹，则腹痛，均用生化汤加肉桂、吴萸等温散之药也。

加味生化汤

川芎一钱　当归三钱　黑姜五分　肉桂八分　吴萸八分　砂仁八分　炙草五分

伤寒食，加肉桂、吴萸；伤面食，加神曲、麦芽；伤肉食，加山楂、砂仁；大便不通，加肉苁蓉。

腹痛第三十三

【原文】

先问有块无块。块痛，只服生化汤调失笑散，加元胡一钱；无块，则是遇风冷作痛，宜服**加减生化汤**。

川芎一钱　当归四钱　黑姜四分　炙草四分　防风七分　吴萸六分　白蔻五分　桂枝七分

痛止去之。随伤食物，所加如前。

小腹痛第三十四

【原文】

产后虚中感寒饮冷，其寒下攻，小腹作痛，又有血块作痛者，又产后血虚脐下痛者，并治之，以**加减生化汤**。

川芎一钱　当归三钱　黑姜四分　炙草四分　桃仁十粒

有块痛者，本方中送前胡散，亦治寒痛；若无块，但小腹痛，亦可按而少止者，属血虚，加熟地三钱，前胡、肉桂各一钱为末，名前胡散。

虚劳第三十五

【原文】

指节冷痛，头汗不止。

人参三钱　当归三钱　黄芪二钱　淡豆豉十粒　生姜三片　韭白十寸　猪肾二个

先将猪肾煮熟，取汁煎药八分，温服。

遍身疼痛第三十六

【原文】

产后百节开张，血脉流散，气弱则经络间血多阻滞，累日不散，则筋牵脉引，骨节不利，故腰背不能转侧，手足不能动履，或身热头痛。若误作伤寒，发表出汗，则筋脉动荡，手足发冷，变症出焉，宜用**趁痛散**。

当归一钱　甘草　黄芪　白术　独活各八分　肉桂八分　桑寄生一钱　牛膝八分　薤白五根

姜三片，水煎服。

【眉批】

一本有川芎八分。

腰痛第三十七

【原文】

由女人肾位系胞,腰为肾腑,产后劳伤肾气,损动胞络,或虚未复而风乘之也。

养荣壮肾汤 治产后感风寒,腰痛不可转。

当归二钱　防风四分　独活　桂心　杜仲　续断　桑寄生各八分

生姜三片,水煎服。两帖后痛未止,属肾虚,加熟地三钱。

加味大造丸 治产后日久,气血两虚,腰痛肾弱。方见骨蒸条青蛾丸

胡桃十二个　破故纸八两,酒浸,炒　杜仲一斤,姜汁炒,去丝

为细末,炼蜜丸,淡醋汤送六十丸。

【眉批】

胡桃一本作二十个。

胁痛第三十八

【原文】

乃肝经血虚气滞之故。气滞,用四君子汤加青皮、柴胡;血虚,用四物汤加柴胡、人参、白术。若概用香

燥之药，则反伤清和之气，无所生矣。

补肺散治胁痛。

山萸　当归　五味　山药　黄芪　川芎　熟地　木瓜　白术　独活　枣仁各等分

水煎服。

阴痛第三十九

【原文】

产后起居太早，产门感风作痛，衣被难近身体，宜用**祛风定痛汤**。

川芎一钱　当归三钱　独活　防风　肉桂　荆芥各五分
茯苓一钱　地黄二钱

枣二枚，煎服。

又附阴疳阴蚀。阴中疮曰䘌疮，或痛或痒，如虫行状，脓汁淋漓，阴蚀几尽者，由心肾烦郁，胃气虚弱，致气血流滞。经云："诸疮痛痒皆属于心。"治当补心养肾，外以药熏洗，宜用**十全阴疳散**。

川芎　当归　白芍　地榆　甘草各等分

水五碗，煎二碗，去渣熏，日三夜四，先熏后洗。

一方：用蒲黄一升，水银二两，二味调匀搽。

一方：用虾蟆、兔粪等分为末，敷疮。

一方：治疳虫食下部及五脏，取东南桃枝轻打头散，以绵缠之。

一方：用石硫黄末，将缚桃枝燃之。

一方：截一短竹筒，先纳阴中，以桃枝烧烟熏之。

恶露第四十

【原文】

日久不下，分娩儿下，恶露随下，则腹不痛而产自安。若腹欠温暖，或伤冷物，以致恶露凝块日久不散，则虚症百出；或身热骨蒸，食少羸瘦；或五心烦热，月水不行，其块在两胁，动则雷鸣，嘈杂晕眩，发热似疟，时作时止。如此数症，治者欲泄其邪，先补其虚，必用补中益气汤送三消丸，则元气不损，恶露可消。

加味补中益气汤

人参一钱　白术二钱　当归三钱　黄芪一钱　白芍一钱　广皮四分　甘草四分

姜、枣，煎服。

三消丸治妇人死血、食积、痰三等症。

黄连一两，一半用吴萸煎汁，去渣，浸炒；一半用益智仁炒，去益智仁不用　莱菔子一两五钱，炒　川芎五钱　桃仁十粒　山栀　青皮　三棱　莪术各五钱，俱用醋炒　山楂一两　香附一两，童便浸炒

右为末，蒸饼为丸，食远服，用补中益气汤送下五

六十丸；或用白术三钱，陈皮五钱，水一盏，煎五分送下亦可。

乳疯第四十一

【原文】

乳头属足厥阴肝经，乳房属足阳明胃经。若乳房臃肿，结核色红，数日外肿痛，溃稠脓，脓尽而愈，此属胆胃热毒，气血壅滞，名曰乳痈，易治。若初起内结小核，不红不肿不痛，积之岁月，渐大，如巉岩山，破如熟榴，难治。治法：痛肿寒热，宜发表散邪；痛甚，宜疏肝清胃；脓成不溃，用托里；肌肉不生，脓水清稀，宜补脾胃；脓出及溃，恶寒发热，宜补血气；饮食不进，或作呕吐，宜补胃气。乳岩初起，用益气养荣汤加归脾汤，间可内消。若用行气补血之剂，速亡甚矣。

瓜蒌散治一切痈疽，并治乳痈。痈者，六腑不和之气，阳滞于阴则生之。

瓜蒌一个，连皮捣烂　生甘草五分　当归三钱　乳香五分　没药五分　金银花三钱　白芷一钱　青皮五分　水煎，温服。

回脉散乳痈未溃时服此，毒从大便出，虚人不用。

大黄三钱半　白芷八分　乳香五分　木香五分　没药五分　穿山甲五分，蛤粉拌炒共为末，人参二钱，煎汤，调药末服。

十全大补汤

人参　白术　黄芪　熟地各三钱　茯苓八分　甘草五分　川芎八分　金银花三钱

泻，加黄连、肉果；渴，加麦冬、五味；寒热往来，用马蹄香捣散。凡乳痈，服薏苡仁粥，好。

又方：用乌药软白香辣者五钱，研，水一碗，牛皮胶一片，同煎七分，温服。如孕妇腹内痛，此二方可通用。

又有乳吹，乃小儿饮乳，口气所吹，乳汁不通，壅结作痛，不急治则成痈，宜速服瓜蒌散，更以手揉散之。

风甚第四十二

【原文】

用山羊血，取色新者于新瓦上焙干，研末，老酒冲下五六分为度，重者用至八分，其效如神。

又用抱不出壳鸡子，瓦上焙干，酒调服。

如治虚寒危症，用蓝须子根刮皮，新瓦上焙干，研末，温服一钱为度，虽危可保万全。

不语第四十三

【原文】

乃恶血停蓄于心，故心气闭塞，舌强不语，用七珍散。

人参　石菖蒲　川芎　生地各一两　辰砂五分,研　防风五钱　细辛一钱

共为细末，用薄荷汤下一钱。因痰气郁结，闭口不语者，用好明矾一钱，沸汤送下。

一方治产后不语。

人参　石莲子不去心　石菖蒲各等分　水煎服。

《妇人良方》云：产后喑，心肾虚，不能发声，七珍散；脾气郁结，归脾汤；脾虚食少，四君子汤；气血俱虚，八珍汤；不应，独参汤。更不宜急加附子，盖补其血以生血。若单用佛手散等破血药，误矣。

补　集

【原文】

产后大便不通，用生化汤，内减黑姜加麻仁；胀满，加陈皮；血块痛，加肉桂、元胡。如燥结十日以上，肛门必有燥粪，用蜜枣导之。

炼蜜枣法

用好蜜二三两，火炼滚至茶褐色，先用湿桌，倾蜜在桌上，用手做如枣样，插肛门，待欲大便，去蜜枣，方便。

又方：用麻油，口含竹管入肛门内，吹油四五口，腹内粪和即通，或猪胆亦可。

治产后鸡爪风

桑柴灰 三钱，存性　鱼胶 三钱，炒　手指甲 十二个，炒

共为末，黄酒送下，取汗即愈。

保产无忧散

当归 钱半，酒洗　川芎 钱半　炒黑芥穗 八分　艾叶 七分，炒　面炒枳壳 六分　炙黄芪 八分　菟丝子 钱四分，酒炒　羌活 五分　厚朴 七分，姜炒　川贝母 一钱，去心　白芍 钱二分，酒炒　甘草 五分　姜三片，温服。

右方保胎，每月三五服，临产热服，催生如神。

治遍体浮肿，是脾虚水溢之过。凡浮肿者可通用，俱神效。

真缩砂仁 四两　莱菔子 二两四钱　研末，水浸浓取汁，浸砂仁，候汁尽，晒干，研极细末，每服一钱，渐加至二钱为度，淡姜汤送下。

【眉批】

如气饱，减去黄芪，加生条参一钱。

保产神效方

未产能安，临产能催，偶伤胎气，腰疼腹痛，甚至

见红不止,势欲小产,危急之际,一服即愈,再服全安。临产时,交骨不开,横生逆下,或子死腹中,命在垂危,服之奇效。

全当归_{一钱五分,酒洗}　真川芎_{一钱五分}　紫厚朴_{七分,姜汁炒}　菟丝子_{一钱五分,酒泡}　川贝母_{二钱,去心,净煎,好方和入}　枳壳_{六分,面炒}　川羌活_{六分}　荆芥穗_{八分}　黄芪_{八分,蜜炙}　蕲艾_{五分,醋炒}　炙草_{五分}　白芍_{一钱二分,冬用二钱,酒炒}

生姜三片,水二盅煎八分,渣水一盅煎六分,产前空心预服二剂,临产随时热服。

此乃仙授奇方,慎勿以庸医轻加减其分两。

上党杨瑶林校字

附录

傅山医事鸟瞰

钱超尘（北京中医药大学　100029）

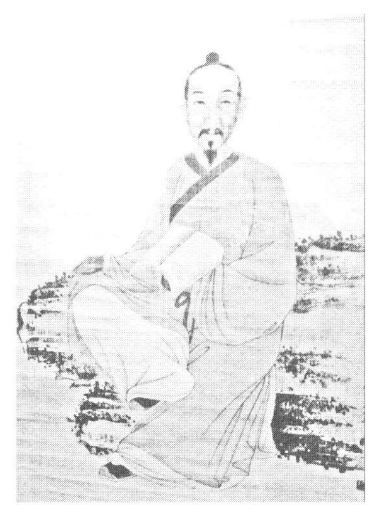

傅青主，名山（明万历三十五年～清康熙二十三年，1607～1684），字青竹，后改青主，一字公之它或公它，又字啬庐，号石道人。生于山西省阳曲县西村（今太原市尖草坪区），明末清初著名诗人、画家、书法家、启蒙思想家和著名医学家。

傅青主与湖南王夫之（1619～1692）、浙江黄宗羲（1610～1695）、朱舜水（1600～1682）、江苏顾炎武（1613～1682）、安徽方以智（1611～1671）、广东屈大均（1630～1696）都是具有高尚民族气节的著名思想家和学者。他同时又是一位通才，精通儒释道医，通读经史子集，对子书尤多精辟见解，开明清之际子学研究之先河，又精书法、绘画、金石篆刻与中医临证。傅山写有大量文章，可惜流失很多，流传至今的代表作是《霜红龛集》。1991年12月山西人民出版社出版的《傅山全书》收集的文献材料尤为丰富。《傅山全书》第七册收录《傅青主女科》（上下）、《产后编》（上下）、《傅青主男科》（上下）、《傅青主小儿科》，对于指导临床都有积极意义。但是，许多学者对它们是否为傅山本人所撰，从清代道、咸以来至今，一直存在争论，所以本文引用傅山医学资料时仅从《霜红龛集》以及《傅山全书》、《傅山全书补编》中确证为傅山的著作中引用。

傅山是一位饱读医经、医德高尚、治验卓著、擅长男科女科兼精眼科的伟大医学家，二百多年来，百姓把傅山尊为"神医"，这是发自内心的呼唤和忠诚的景仰。清代学者刘绍攽著有《九畹古文》，卷一有《傅青主先生传》，此文转录于《傅山全书·附录四·传略》，其中有傅山治病的真实故事："性厌纷华，交遍天下，而避居僻壤，时与村农野叟登东皋，坐树下，话桑麻。或有疾病，稍出其技，辄应手效。一妇妒，恶夫有所昵，忽患腹痛，辗转地上，不可忍。其夫求先生。令持敝瓦釜，置妇床前，捣千杵，服之立止。一老人痰涌喉间，气不得出入，其家具棺待殁。先生诊之，曰：不死。令捣蒜汁灌之，吐痰数升而苏。凡有沉疴，遇先生，无不瘳。用药不依方书，多意为之，每以一二味取验。有苦劳瘵者，教之运气，不三月而可……无能传其术。至今晋人称先生皆曰仙医。"

傅山从医，主要从甲申（1644）明亡之年开始，时年三十有八。自此转徙无定居，隐于医林，以从医为掩护，积极从事反清复明的活动。《忻州志》称"甲申之变……日以医道活人。"

　　傅山对撰写文章包括撰写医学文章在内，态度都异常严谨而审慎。他在《霜红龛集》卷七《楼夜四首》诗里说："事产营家易，文章负荷难。神明生骨肉，丹彩受心肝。"即撰文与经营家业比较起来，写文章更加困难。人的精神出自骨肉，而丹彩焕发的文章却是凭借心肝之血浇灌而成的。《霜红龛集》卷二十五说："人无百年不死之人，所留在天地间，可以增山岳之气，表五行之灵者，只此文章耳。"这种"增山岳之气，表五行之灵"的写作精神，贯穿傅山的全部著作，所以他才说"文章负荷难"。《霜红龛集》、《傅山全书》、《傅山全书补编》不是医学专著，但其中有一些散见的傅山研究医学、从事医疗活动的资料，它们对研究傅山的医事活动和他的医学思想极为重要。

一、清人对傅山医事的评价

　　《霜红龛集》、《傅山全书》书末附录多篇傅山传略，里面有傅山医学事迹的材料，从中可以窥见傅山在中医临床方面神奇的疗效。下面略选几则作为示例。

1. 清·全祖望（1705~1755，康熙四十四年~乾隆二十年）《阳曲傅先生事略》

先生既绝世事，而家传故有禁方，乃资以自活。

2. 清·戴梦熊《傅征君传》

以余力学岐黄术，擅医之名遍山右，罔弗知者……康熙戊午（1678，康熙十七年），举博学鸿词，屡辞弗获。抵都门，复以老病恳辞，未就试乃归。后授中书职衔，山不欲违厥初志，避居远村，唯以医术活人。登门求方者，户常满。贵贱一视之，从不见有倦容。里党姻戚有缓急，视其力而竭其心。

3. 清·嵇曾筠《傅征君传》

精岐黄术，邃于脉理，而时通以儒义，不拘拘于叔和、丹溪之言。踵门求医者，户常满，贵贱一视之。家故饶，至是渐益窭。安贫乐道，泊如也。

4. 傅山孙傅莲苏《傅征君事实》

征君诵读余暇，精岐黄术，登门问病者络绎不绝，贵贱一视之，从无倦容，诊视如神，全活甚众。

5. 康熙二十一年编印本《阳曲县志》

邃脉理。康熙戊午举博学鸿词，以老病辞，未就试，遂归，后授中书职衔。日惟专医救人，登门求方者户常满，贵贱一视之，接无倦容，藉以回生者不可胜数。

清人记述傅山精于医术的事实尚多，以上仅是示例罢了。

二、神奇的疗效

　　傅莲苏是傅山的孙子,他对祖父的事情知道很多,现在山西省晋祠文管所藏有傅莲苏写的《傅征君事实》手稿,里面有傅山不少生活细节。《傅征君事实》收录在《傅山全书》第七册《附录四·传略》里。傅莲苏说他的祖父"诊视如神",虽然没有举出事例,但绝不是虚夸伪饰。刘绍攽在他的《九畹古文》卷一里也说"至今晋人称先生皆曰仙医"。凡此绝非溢美虚言,而是有大量事实为据的。清人徐昆所撰《柳崖外编》卷五有一篇《青主先生》,谈了几件傅山为人治病的活生生的事例。这篇文章转录在《傅山全书》第七册《附录四·传略》里,用白话文转述如下。

　　太原府有一位军事高官抚军大人,久仰傅山大名希望一见,可是总没有见面的机会。有一天傅山拄着拐杖在郊外散步,正好抚军乘轿外出,一个差役禀报说:"前面拄拐杖的老头就是傅山,离这里半里多地。"抚军立即让他骑马告诉傅山,说抚军大人很快就过来了,请你等一等。傅山听罢,没有答话,也不回头,仍用原来的速度继续往前走,走了十多里,抚军的轿子也没有赶上。抚军感慨地说:"不必再追赶了,傅先生这是不想见我呀!"有一天抚军大人的母亲病了,抚军只好请阳曲县令亲去请傅山先生诊病。傅山说："看病可以，我不见抚军。"县令说："好！"看病时抚军回避了，阳曲县令陪在傅山身边。诊完脉，傅山面带怒色说："这把年纪，怎么竟得这个病？"不开方，拂袖就要离去。县令反复挽留，并婉转询问为什么不开方，老人家到底患了什么病。傅山欲言又止，好半天才说："相思病！昨天中午得的！"说完傅山开了一个方子就离开了抚军家。抚军向县令询问母亲病情，县令不说话。傅山与县令的谈话老太太当时悄悄地听到了，感慨地说："真是神医啊！我昨天中午翻箱子，偶然看见他父亲的一双鞋子，心中感伤，就得了这个病。你把这个情况告诉抚军吧。"老太太只吃了一服药就痊愈了。

　　有一位村妇，丈夫好赌博，夫妻经常吵架，一次丈夫打了她一巴掌，妻子因此得了气鼓胀。丈夫找到傅山，把病情诉说了一遍求治。傅山随手从地上揪下十来把青草，说："你把这些草拿回去，放在药罐里，在你夫人床前用小火慢慢煎药，态度要好，要和颜悦色，要低声下气，除了每日三餐你要亲自把饮食端到她面前看着她吃以外，其余时间你就是天天煎药，每天煎十几次，不出三天，病就好了。"果然如此。有人问这是为什么，傅山说："刚刚得病，不需服药，这是以青草作为媒介，平其心而和其气，足够了。"

　　有一群青年在打土墙，墙已经打得很高了，他们看见傅山走过来,说:"我们何不装病让他看,见识一下他的本领呢?"有一个青年纵身从墙上跳下来,倒在地上,其他的人把傅山拦住说:"这个青年病了,请您给看看吧!"傅山仔细看了看,说:"是个死人!"众人哈哈大笑。傅山说:"不要笑。他的肠子断了。"抬到家就咽气了。

这类小故事在徐昆《青主先生》一文里还有一些,这里就不再多举了。

三、辨证与秘方

傅山的医学思想中有一个非常值得关注的问题,即"医者意也",这一观点对他影响重大。在这个观点启发下,他治好了许多疑难大证。当然他也有常规治法。据许多学者考证,《傅青主女科》、《傅青主男科》、《小儿编》、《产后编》不是傅青主的著作,而是托名之作,所以这里所论及的"医方"不包括"女科"、"男科"里的医方。

清代有一些著名医家对《傅青主男科》、《傅青主女科》出于傅山亲笔所撰的说法颇有怀疑,甚至有尖锐批评。清末光绪年间山西平遥县王晋荣对傅山著作进行深入研究,撰写过《重刻霜红龛诗序》、《重刻霜红龛诗跋》、《重刻霜红龛文序》、《霜红龛文凡例七则》、《霜红龛文补遗小引》、《蔷庐杂著小引》、《蔷庐别集小引》、《新刻咳唾珠玉序》、《新刻咳唾珠玉凡例八则》、《咳唾珠玉跋》、《霜红龛笔记引》，对傅山文章有很深入地了解。他在《重刻霜红龛诗序》中说："况先生之医书不过能治人之疾，而男女两科每疑其如出两手"。王晋荣熟读傅山著作，对傅山文风和语言习惯了如指掌，待他把傅山《霜红龛集》与《傅青主女科》、《傅青主男科》对比观之以后，发现这两部书与《霜红龛集》非出自一人之手。咸丰年间陆以湉在《冷庐医话》卷二《今书》一节中批评《女科》说："傅氏女科书，道光丁亥张丹崖凤翔序刊，近复刊入潘氏《海山仙馆》丛书。王孟英谓文理粗鄙，剿袭甚多，误信刊行，玷辱青主。余观此书，措辞冗衍，立方板实，说理亦无独得之处。尤可怪者，解妒有饮，谓可以变其性情；荡鬼有汤，且假托乎岐天师，更列红花霹雳散。成此书者，当是陈远公之流，而其学更不如远公，乃女科书之最下者。"《女科》、《男科》的语言罗嗦累赘，与傅山行文简洁刚劲形成巨大反差。傅山撰文有他的理论指导，用他自己的话来说就是："笔防眉叶似，文畏舞条如"（《霜红龛集》卷十一《再赋前韵》)，意思是说，语言不能像风中飘舞的柳条和柳叶那样没有力量和骨气。傅山写文章要求简洁，反对罗嗦。他说："《老》简于《庄》，孔简于《孟》。简者，其至乎？"（《霜红龛集》卷三十六《杂记一》）又说："宋人之文，动千百言，罗嗦冗长，看着便厌。"（《霜红龛集》卷四十《杂记》）又说："韩柳欧苏，文章妙矣，然终觉闲话多。"（《霜红龛集》卷三十六《杂记一》）。傅山要求语言要"旨"与"允"。他说："作文、作诗、讲学，皆须造语。语旨而允乃能传。所谓言之不文，不能行远也。"（《霜红龛集》卷二十五《佛经训》）。"旨"指所用字词要有文采，读起来味道甘美，"允"指所用字词要准确贴切。《傅青主女科》哪有这样的语言！傅山不但对他自己的文风提出严格要求，而且教育他的儿子傅眉、孙子莲苏也要练就简洁明快的文风。傅山不但口头要求，而且制定具体措施。他把《史记》、《汉书》某些段落抄录下来，告诉晚辈哪里的文字应当删掉使得文章更加简洁，哪里应该加入字词表达得更加明确。《傅青主全书补编》卷三《史记刺客列传歧义辨析》有这样一段文字："大家古文词字句间，或多或少，总不似后代纤细手笔明白谨彀，不胜引论。昔尝取《史》、《汉》文字可以省而不省、可以添而不添者为一抄，今遗失矣。尚有数条在杂钞中，令儿辈看之。"也就是说，傅山为文，容不得半点累赘罗嗦。试看《男科》、《女科》话语何其累赘，反复在五行概念上缠绕不休，两相对比可以判定绝非傅山之作。

考证古书作者真伪与鉴别其学术价值是两回事。我们指出《女科》、《男科》的作者不是傅山，绝不等于说这两部书没有学术价值。陆以湉说《女科》是女科中最下之书，是过激之言。这两部书在临床上确有实用价值，已被许多临床家所证实。正像《黄帝内经》、《神农本草经》、《中藏经》、《尔雅》一样，虽经考证不是黄帝、神农、周公和华佗所撰，但丝毫不能动摇它们的经典地位与实用价值。

傅山对所处医方不甚在意。傅青主《霜红龛集》卷十一《览岩径诗即事回复连犿一百韵示眉并两孙》五言诗云："悔吝多池墨，方书亦瓿玄。""瓿"（bù）指小瓮，"玄"谓深暗。意指所处医方，写完后大多装在玄瓿里，喻不甚经意，所以流传下来的医方很少。《陈批霜红龛集》卷九《墨池》一诗写他晚年心情："投笔于今老，焚方亦既迟。"大意是说，想到投笔从戎，可惜年岁已老，想到焚毁药方，可惜已经太迟，表现了他对医方不甚留意的情怀。正如《陈批霜红龛集·出版说明》所说："傅山一生的著作甚多，然不自重视，随作随散。"而《男科》、《女科》犹如方剂讲义，讲方解药，不符傅山写作习惯与其当时所处客观条件。

傅山所写全部著作，无一以"傅山"或是"傅青主"作为书籍标题者，名为《傅青主女科》、《傅青主男科》已显示此书非傅山亲著。

《霜红龛集》、《傅山全书》、《傅山全书续编》收录的傅山医案医方很少，今搜寻到一些医案医方，谨将原文收录之，一方面可以看到傅山中医根底何等深厚，另一方面也可以加深对傅山医学思想的研究。

(一) 辨证例

1. 尊恙时作时已，总无关系，可不药也。夫人脾证眼前如不足虑，所与方不过健脾进食辈，然率不能奏功。此病当尔，即不药亦尔。但想到富贵尊荣、子孙科第，接知眼前快意，莫非触食足饱百岁，何有甚病可上心者。阁下时时以此义解导之，胜索方技求诸庸劣之医也。(《傅山全书补编》卷二《与某君书》)

2. 两腿如走棉花包上，即扶老藤不足倚也。承教令兄病，仍是昨年症，服补剂似不甚宜。但薄滋味、省烦恼，胜我辈庸大夫倒东倒西杂毛草药一万服也。弟山顿首。(《傅山全书补编》卷二《与某君书》)

3. 春天发肿不治，掀唇不治，经断不治，胀过腰脐不治。只是下脉未至细数，有一二分可望，处汤丸方各一试之，莫怪费钱也。若渐渐挨入夏令，脾土少旺，小便先长，始可望生也。且又吃过小壁清濛妙药，生气大受斧斤矣，教人如何收拾？如何收拾？(《傅山全书补编》卷三《肿胀少妇》)

按：某少妇误服某小壁清濛"妙药"，病势沉重，傅山为之辨证如是，处以汤药丸药各一。如是可见，傅山精妇科不虚也。

4. 小函既缄矣，始闻臂小违和。三方大同小异，皆不差，但药未满分量耳。臂痛多属风寒外逼，而内多夹痰。试以好艾褥先裹之，令发汗，看何如？（《傅山全书补编》卷二《与某君书》）

(二) 秘方例

药方手稿及出处考：

《傅山全书》第七册卷一百七十有傅山秘方手稿，并注云这些珍贵秘方一为"省博手稿"，一为"邓藏手稿"。

①蒺藜子，同贝母末服，催生。堕胎胞，下胎衣。

②麦麹煎水服，磨胎。

③黄色柿饼，焙干，研细末，吃三钱，去痔漏。

④苦参末日日煎洗漏疮，试效。

⑤堕胎下血，当归同葱白服。当归焙一两，葱白一握，每服五钱，酒一盏半，煎八分。温服。

⑥蓖麻子四枚，巴豆三枚，入麝香少许，贴脐。

⑦蟹爪同甘草、阿胶煎服。

（以上省博手稿）。

⑧茯苓酥：白茯苓三十斤，山之阳者甘美，山之阴者味苦，去皮薄切，暴干蒸之，以汤淋去苦味。淋之不止，其汁当甜。乃暴干筛末，用酒三石，蜜三升，相和，置大瓮中，搅之百匝，密封勿泄气。冬五十日，夏二十五日，酥自浮出酒上。掠取，其味极甘美。作掌大块，空室中阴干，色赤如枣。饥时食一枚，酒送之，终日不食，名神仙度世之法（邓藏手稿）。

按：上述八个秘方，引起我极大关注。赵怀舟现任职于山西省中医药研究院基础理论研究所，对傅山著作有较深入的研究，我发信问他能不能找出这几个秘方的出处。他于2009年元月10日给我发送短信如下（回信用引号表示）：

例①"见刘衡如校点本《本草纲目》368～369页。"于是我按图索骥：《本草纲目》卷四《产难·催生》"蒺藜子"下李时珍注："同贝母末服，催生坠胎，下胞衣。"

例②"见刘衡如校点本《本草纲目》370页左数第2行）。"《本草纲目》卷四《产难·胎死》"麦曲"下李时珍注："煎水磨胎。"

例③"暂未见其出处。"

例④"见刘衡如校点本《本草纲目》802页第2行，行文略异。"《本草纲目》卷十三苦参条附方项在"下部漏疮"下李时珍注："苦参煎汤，日日洗之。《直指方》。"

例⑤"见刘衡如校点本《本草纲目》836页第6～7行。"《本草纲目》卷十四当归条"堕胎下血"下李时珍注："不止。当归焙一两，葱白一握，每服五钱，酒一盏半，煎八分，温服。《圣济总录》。"

例⑥"见刘衡如校点本《本草纲目》371页第1行。"《本草纲目》卷四《产难·胎死》"蓖麻子"下李时珍注:"四枚,同巴豆三枚,入麝香,贴脐。"

例⑦ "见刘衡如校点本《本草纲目》371页第2行。"《本草纲目》卷四《产难·胎死》在"蟹爪"下李时珍注:"同甘草阿胶煎服。"

例⑧ "见刘衡如校点本《本草纲目》2149页第8～11行。"《本草纲目》卷三十七茯苓条"附方"项之"服茯苓法"有此文字,傅山所引与《本草纲目》全同。

我们从中可以参悟出大医的成功之路在读书与临床。"医者意也"绝不是凭空臆度,而是在精研博考前人著作基础上的精思与推理。

四、养生有术

傅山极重养生。清李缵唐《傅青主女科跋》说:"傅青主先生负绝人之姿,晚年尤耽养生术,所谓具大知识大愿力者也。"傅山为人治病,多告诫病人如何养生。养生教导与处方治疗同时并举,收到良好的治疗效果。他的养生理论特别重视慎嗜欲、节饮食、养精气。其说如下:

(一)《霜红龛集》卷32《治人事天莫若啬节》一文,对养生保健延年益寿有简要论述,强调保护自身精气为养生第一要务,人体精气神是人生第一大药。他说:

人不能早自爱惜,以易竭之精气,尽着耗散,及至衰朽怕死时，却急急求服食之药，以济其危。不知自己精气，原是最胜大药，早不耗散，服而用之，凡外来风寒湿暑阴阳之患，皆能胜之。此但浅浅者，所谓最易知、最易行而人不肯耳。

傅山二十六岁时，其妻张静君卒。傅山在《见内子静君所绣大士经》诗中说："人生爱妻真，爱亲往往假。"可是他终生不再娶，"断爱十四年，一身颇潇洒"。作此诗时年三十九岁。傅山别号啬庐，取"藏精于内，神发于外"之意。

(二) 傅山养生主张顺其自然，切勿强求。《霜红龛集》卷三十六《杂记一》说：

老人与少时心情绝不相同，除了读书静坐，如何过得日子。极知此是暮气，然随缘随尽，听其自然。若更勉强向世味上浓一番，恐添一层罪过。

(三) 傅山养生重视心理调养。如：

紫云青树石甫苏，

花插牵牛小胆觚，

一缕沉烟萦白牗，

先生正著养生书。(《霜红龛集》卷13《青羊庵》)

傅山认为人的寿夭与心情好坏有紧密相关。如：

连朝好雨绿山川，

拄杖欹危看种田，

树下一眠消午饭，

摇耧打砘也神仙。(《霜红龛集》卷13《失题》)

又如：

九重仙诏，休教丹凤衔来；

一片野心，已被白云留住。

如此胸襟，安得不作神仙。(《霜红龛集》卷37)

他说："神仙秘术谁能得？"诗中所说的"神仙"，指顺其自然而长寿者，非人格神。

五、执医准绳与"医者意也"

探讨傅山从医的学术根底和他疗效若神的原因，具有重大意义。

通览《傅山全书》、《傅山全书补编》、《霜红龛集》有关医事材料，明显看到，傅山对中医经典著作几乎无所不读，写有许多感想之类的短小文字，把这些文献资料连缀起来观察，明显看出他对《内经》、《本草》、《伤寒论》、《金匮要略》及唐宋以后重要医家的著作淹贯精熟。

(一) 执医准绳

1. 精熟医家经典

"医者意也"之说对傅山具有巨大影响，但是不可因此认为傅山仅凭"医者意也"看病，他对医学经典的研究贯穿他医疗活动的始终。他的理论基础在医家经典。乾隆三十二年丁亥（1767）武承谟《丁亥南安江上怀青主先生作》一诗说："幽居想活人，肘后千金备，神奇到处传，扁鹊仓公至。素难以来书，精妙穷厥处。医圣至今称，孰知其心事。"（《傅山全书》第七册《附录三·赠挽祭文》）

下面以他精读《伤寒论》为例，可以看出他对仲景著作研究之深入令人敬佩赞叹。傅山对《伊尹汤液经》、《内经》、《伤寒论》、《金匮要略》和孙思邈诸家极为倾心，熟读之信仰之，作诗歌颂之。《霜红龛集》卷十一有《卖药》一诗，表达了他对上述诸人的仰慕，亦委婉表达出《金匮》、《伤寒》是在《伊尹汤液经》的基础上撰写而成的。《伊尹汤液经》著录于《汉书·艺文志》。

衡伊传《汤液》，畴箕不见书。

想来明晦际，亦事鬼臾区。

所以长沙老，相承《金匮》俱。

既无尝药圣，谁是折肱儒？

《伤寒论序》说，勤求博采而成《伤寒杂病论》一十六卷，上世纪发现的原藏于敦煌藏经洞中的《辅行诀五脏用药法要》确证，伊尹《汤液经法》是《伤寒杂病论》所据之底本，傅山博读医书，已认识到他们之间的传承关系。

2. **傅山对仲景方剂深入研究**

傅山对仲景著作研究极为深入，精思医理，发疑解疑。《霜红龛集》卷四十有一段谈他研究《南阳活人书》的心得。我们从中可以体会傅山研究仲景书刻苦与精思。他说：

《南阳活人书》一百一问，非不精细，吾亦不无二三则疑之。来星海多所拨辨。唯太阴腹痛一条，桂枝芍药加大黄汤最得长沙奥旨，不可思议也。

傅山所云"桂枝芍药加大黄汤"，见朱肱《伤寒类证活人书》卷十一第九十三问《问腹病》。朱肱云：

本太阴病，医反下之，因尔腹满时痛，是有表复有里。仲景所以用桂枝加芍药汤主之，痛甚者，加大黄。腹痛有二证，有热痛，有冷痛。尺脉弦，肠鸣，泻利而痛者，冷痛也。小建中汤主之。关脉实，腹满，大便秘，按之而痛者，实痛也，桂枝加大黄汤、黄连汤、大承气汤主之。

仲景《伤寒论》条文如下：

本太阳病，医反下之，因尔腹满时痛者，属太阴也，桂枝加芍药汤主之。大实痛者，桂枝加大黄汤主之。

傅山在深入研究仲景原文的同时，参阅《伤寒类证活人书》，认为朱肱对仲景原文发挥解析"最得长沙奥旨"。深思博考是傅山成为学术巨人的成功之路。

3. 重视个体辨证

《霜红龛集》卷26载《医药论略》一文，是他关于医和药之关系的理论性文章，从中可以考见他关于医与药之关系的精辟见解。全文如下：

且一药而名医争论往往矛盾，故凡歪好胡混文章，子从他妄行，不过出丑惹笑。若医药之道，偶尔撞着一遭，即得意以为圣人复出，不易吾言。留其说于人间，为害不小。处一得意之方，亦须一味味千锤百炼。文章自古难，得失寸心知。此道亦尔。卤莽应接，正非医王救济本旨。

奴人害奴病，自有奴医与奴药，高爽者不能治。胡人害胡病，自有胡医与胡药，正经者不能治。妙人害妙病，自有妙医与妙药，粗俗者不能治。奴胡二种，人无贵贱；妙人不可多得，定在慧业中。投药者亦须在慧业中求之。若但莽问之杂愚医工，安得其窍？故治病多不救者，非但药之不对，亦多属病者、医者之人有天渊之隔也。何也？以高爽之医治奴人，奴人不许；以正经之医治胡人，胡人不许。所谓不许治者不治也。吾于此经旨，最有先事之验。

文章第一段告诫为医宜谦虚谨慎，切不可自大狂妄。第二段谆谆告诫治病下药，必须因人而异，当进行个体分析，不可笼统疗治，与《素问·疏五过论》精神吻合。

4. 傅山不仅精于女科男科，而且精于眼科

《霜红龛集》卷六、《傅山全书》卷七、《傅山全集补编》卷一均载傅山为曹老先生诊治目翳诗，诗原有

题,后丢失,标题皆为"失题"。唯《陈批霜红龛集》眉批云:"墨迹作《与眼药曹老》,傅山自注:此老直朴,吾最敬其不妄计非分。"诗中涉及辨证与用药:

黄连龙脑药何灵,合以曹老心之诚。一点阴翳不夹杂,持之翳阴胡不晴。空青自是眼仙饵,经无良手当加盲。提婆剜睛睛随出,由来不假琉璃成。每见孤立村市罢,雪林如戟无多营。敛容深揖不敢亵,虚监道僮秋月暎。认得仁岩金篦叟,不欲大地人无明。

(二) 医者意也

"医者意也"是中医常说的一句话,它的主要意思是说,医生诊病要具有精密思考推理判断的能力。本文上面所举傅山诊病病例,其中就有"医者意也"的思想在内。《霜红龛集》卷四十《杂记·五》说:"医犹兵也。古兵法阵图,无不当究,亦无不当变,运用之妙,在乎一心。妙于兵者,即妙于医矣。总之,非不学问人所可妄谈。"古今医家多有以兵家布阵比喻医生组方之论。清徐大椿《用药如用兵论》同样以兵医互比而强调医生既当博览医书,又当临事变通不拘成法。"运用之妙,在乎一心"可以说是"医者意也"的另一种表述方式。

《傅山全书》第三册卷九十三《新唐书批注·下》收录傅山对《新唐书》卷二百〇四《许胤宗传》的一段批语。《新唐书·许胤宗传》语言虽较《旧唐书·许胤宗传》简练,但删掉了一些重要事例,表达得也不如

《旧唐书》具体明白。傅山把《旧唐书·许胤宗传》对应文字批注在书眉上，显示傅山对许胤宗所说的"医者意也"的赞同。下面是傅山批注全文：

《旧唐书》：或谓胤宗曰："公医术若神，何不著书以遗将来？胤宗曰：医者意也，在人思虑。又脉候幽微，苦其难别，意之所解，口莫能宣。且古之名手，唯是别脉，脉既精别，然后识病。夫病之于药，有正相当者，唯须单用一味，直攻彼病，药力既纯，病即立愈。今人不能别脉，莫识病源，以情臆度，多安药味，譬之于猎，未知兔所，多发人马，空地遮围，或冀一人偶然逢也。如此疗疾，不亦疏乎？假令一药偶然当病，复共他味相和，君臣相制，气势不行，所以难差，谅由于此。脉之深趣，既不可言，虚设经方，岂加于旧？吾思之久矣，故不能著述耳。年九十余卒。"

六、傅山敬辞

顾炎武在《顾亭林诗文集·广师篇》说："萧然物外，自得天机，吾不如傅青主。"全祖望《阳曲傅先生事略》云："唯顾亭林之称先生曰：萧然物外，自得天机，予则以为是特先生晚年之踪迹，而尚非其真性所在。卓尔堪曰：'青主盖时时怀翟义之志者'，可谓知先生者矣。"翟义（？～公元7），西汉末年人。二十岁任南阳都尉,汉平帝死,王莽居摄,命天下称之为"摄皇帝"。翟义举义兵讨莽,立刘信为帝,失败死。全祖望认为傅青主的主要生平与翟义近。傅青主晚年尤精医,今引用亭林之句而赘补之:

  萧然物外　自得天机　铁骨铜肝　迹同翟义
  博极群书　儒释道医　苏困起废　尤精轩岐

2009年元月4日

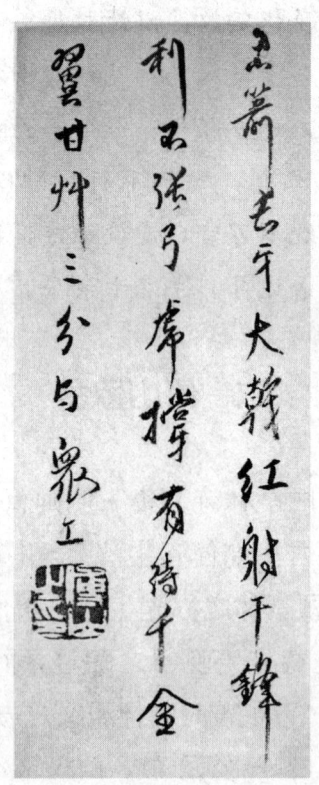

傅山书法

傅青主、陈士铎医著关系150年论争史综述

卫云英　（山西职工医学院人文社科部　太原　030012）
赵怀舟　（山西省中医药研究院基础所　太原　030012）

　　道光七年丁亥（1827），《傅青主女科》一书由张丹崖凤翔氏序刊。此书发行至今已逾1个半世纪，在将近180年的流传过程当中，关于此书真伪的论争一直没有停止过。争论产生的原因在于：首先，客观上《傅青主女科》的内容与140年前陈士铎《辨证录》中的妇科部分雷同；其次，陈书序言中又涉及一个扑朔迷离的"遇仙传书"故事，让人猜不透谁才是《辨证录》著作权的真正拥有者。也许是历史在捉弄人，傅山（1607~1684）和陈士铎（1627?~1707?）恰巧又是差前差后的同时代人。

　　与产生争论的原因相对应，探讨此书真伪的学者也可以大体分为两种类型。前期的学者主要从傅书内容与陈书相关的角度进行分析论证，还未深入讨论所谓殊为荒诞的"遇仙传书"一事；后期的学者除了继续深究陈、傅医著的异同关系外，还进一步涉及"遇仙传书"

的庐山真面目这个关键点的考证。十分凑巧的是前后两期的研究学者，恰可以 1949 年新中国的成立作为一个大致的分水岭而各居一侧又前后呼应。找到这个天然的时间坐标，使我们对这段长约 150 年之久的傅青主、陈士铎医著关系论争史描述的进一步简化和条理化成为可能。

第一阶段 建国前《傅青主女科》一百余年的论争

(1847~1949)

就现有资料来看，可能是 1847 年王士雄（1808~1868）第一个指出了《傅青主女科》有"剿袭"之嫌。由此揭开了傅、陈二氏著作权归属论争的 150 年漫漫长路。现仅就目力所及对此事做一番初步的梳理归纳工作。

1.1 承认《傅青主女科》确由傅山所著的一派

当时以这一派为主要力量。这从 1827 年此书首次刊行到建国前（民国年间），此书重复刊印大约 60 版左右（其中尚不包含书名变换而内容不变的诸多别本刊传系统的统计在内）就可以得到证明。《全国中医图书联合目录》[1]一书，截止民国提供了 55 种《女科》版本之多。而道、咸、同、绪以降，医家医著中遵从使用《傅青主女科》方剂者更是不胜枚举。事实上，这一派医家的观点一直到现在都有相当的影响，用《女科》之方，言傅氏之书，而不去辨其真伪者多属此派，在现今易得的中医文献中随举几例可得其梗概。比如裘氏在《〈傅氏女科〉方剂运用举隅》一文中说："《傅氏女科》一书，在临床实用价值较高，方药简效，药味纯和，临证验用，见诸实效。"[2]崔氏在《〈傅青主女科〉辨证论治特色探析》一文中进一步明确地说："傅山是一位博学多才的学者，在医学上尤有建树，有多种医学著作流传于世，其中以《傅青主女科》一书最有影响。"[3]以上两种观点应当说是较为普遍的。当然也有的部分医家虽未给出明确的论证，却坚持自己信仰的观点，比如覃氏在《试论傅青主医学学术思想》一文中肯定地说："明代太原高士傅氏青主，俗称傅山先生。其代表医著有《傅青主女科》、《青囊秘诀》（外科）。当今《女科》一书已列妇科临床重要参考书之一，而《青囊秘诀》至今仍未得广为悉之。"[4]

真正认真地对这个命题进行论证分析、得出肯定结论，并以己意对于《傅青主女科》进行全面润饰整理的医家当属陆懋修（字九芝）先生。他在《世补斋医书后集·重订傅征君女科序》中约略说道："先生（按：指傅山）每遇一病，必先列常解于前，而后自解之，非故求新，不囿于常则自成为新耳。此书《女科》二卷，

《产后编》二卷,《女科》中已列有'产后'一门,而《产后编》中所载各病又与《女科》卷末似一似二,或重见而叠出,或此有而彼无,先生本属两书,读者未免眩目。因揣先生于产后治法另为一编之意,若专为阐发钱氏生化汤而设,因即易其名曰《生化编》,以避两书重复,而仍不失原书本旨,当犹是先生之志也。……惜其集中语句杂沓,体例参错,且《产后编》所列类伤寒证,以阳明府胃家实一证属之三阴,此其贻误匪细,疑非出自先生之手。……繁者汰之,冗者节之,晦者明之,杂者一之。始咸丰庚申(1860),迄同治癸亥(1863),悉心厘订,乃成完本,诚欲求得先生真面目,使后儒开卷了然。"[5]

还有一个细节需注意,随着《傅青主男科》、《儿科》的出版,即使是在承认《傅青主女科》是傅山所著的这一派中,也有人认为晚出的《男科》、《儿科》并非傅山所著。

陆懋修又是其中的代表,他在力辨《傅青主女科》包括《产后编》是傅氏所撰的基础上,对《男科》、《儿科》又力辨其非。在其《跋傅青主女科》中云:"余谓傅征君所传医书,只有《女科》,安有所谓《男科》、《儿科》者。玩罗公所言,'因子好《女科》','特为相示'二语,明是投其所好,使人谓《女科》外,又有《男科》、《儿科》,其书一出,购者必多。"[6]

有些临床医家亦持此说,比如1962年山西中医研究所内部出版物何高民先生著《傅青主医学著作考》[7]一书中记载了一位程厚轩老同志(约1871~?),河南固始人,清末秀才,邑名士,曾任中共河南省委开封交通机关——一个大药店经理。程老1931年被捕入河南第一监狱,1935年何高民先生亦被捕投入同一所狱中。程老在狱中传授何氏医术,在何老此书中他介绍说:"程老遵医经,不喜后世医学,但对傅青主先生著作,却倍加推崇。他说:'傅青主与吕留良,均为明亡后反清斗争的革命同志,利用行医,南北奔波,联合同志,有所作为。傅青主学识渊博,非同小可,能诗善画,写作俱佳,书法叹绝,如其人品。所著《傅青主女科》,价值极高。因西北地区高空,妇人易生带病(指妇女病),傅青主深入乡村,妇人疾患,最易获得经验,可熟读之。至如《傅青主男科》,则系伪托,不可相信。'"建国后,这一观点仍然得到部分学者的支持。比如郝树侯先生所著的《傅山传》中说:"此外,还有一部《傅氏男科》,一般的意见,认为这书笔力屡弱,出于孙寿山的伪托。孙寿山是太原县医师,自己著书而托名他人,也是自古常有的事。"[8]

2007年9月27日至9月30日笔者参加了在三晋国际饭店召开的"纪念傅山先生诞辰400周年傅山中医药国际学术研讨会",会上笔者与任光荣、衣之镖等三人共同衔名发表了《陈士铎遇仙传书案新证》一文（见其会议《论文汇编（二）》之46～49页）。该文据光绪四年岁次戊寅（1878）席树馨（鹤如氏）《女科仙方·序》，深入讨论了席树馨氏的学术观点。席序如下：

序：青主先生名士纯儒，著作甚富，兼通医理，及其蝉脱尘踪，超然物外，不屑以浮名溷世。如遇其人可寄以活人济物之责者，以己之所得付之，此亦丈夫义气事，无可异者。尝阅山阴远公陈子诸医书，曰《石室秘录》、曰《洞天奥旨》、曰《辨症奇闻》。按其自序谓在燕京邸中有二老人岸然来见，期以著述、授以方诀，阅五月而尽得其传，因著为此书。然其所传诸方皆托名于岐伯、雷公、仲景诸医圣。予既疑其言之傲诡，而又喜其论之奇确。意谓哉即世之扶乩请仙者耳，中心藏之莫敢臆决者垂三十年。兹因合刻青主先生《男》、《妇》两科，见其词气文法与《辨症录》如出一手，尔时正校妇人怀孕诸篇，取《辨症录》来兑之，通篇竟无一字差！噫！异矣！始而怪，继而悟曰：远公之所谓传诸老人者，其即授自先生者欤！先生被诏在京都时，王公大人日求见者不可胜纪。远公怀奇之士，闻先生之风，其竭诚请谒也。固宜先生鉴其志、赏其人，或有如针芥之投，而以己之素所深得者推诚付之，宜远公之视如秘典，珍为仙传也。先生既以书与人，应亦度外置之，或从前稿底犹有存家箧中者，先生谢世久，先生后裔暨乡里戚谊见其稿，知为善本，试之辄效，屡试之屡效，其能弗愈传愈远、刊而行之乎？远公不料先生之后复刻之，先生之后亦未知远公已先传之。两相隔竟两相合也。馨即校而得之，则三十年之疑，今始释然矣。世之疑远公之托名神奇者，亦可释然矣。由是知远公之书传自先生，则其书益信而可贵之。先生之书远公已先行之，则此书不愈可贵耶？夫远公言有二老人，其一为先生无疑，其外一老人者又何人欤？远公书卷帙颇繁，先生只《男》、《妇》二科，抑或更有一老人，授远公以方诀如先生者耶，未可知也。异日者倘复得其一老人之书，而是正之，岂非更大快事哉！是为序。

光绪四年岁次戊寅荷月鹤如氏复识於署之近景楼

笔者仅在孔夫子旧书网（http://www.kongfz.com）上看到该抄本书序之照片，惜与全帙失之交臂。该抄本名曰《傅青主仙方便览》（又名《女科仙方》），长宽250×160mm，书厚1.6cm。书封右侧题"女科全集"4字，内有"光绪四年岁次戊寅（1878）荷月鹤如氏"序，正文首页冠以"医法得心《女科仙方》卷一　太原青主先生傅山著、淮南宫思晋庶侯参订；后学席树馨校梓，男之瑛兑字"。书凡四卷，内含"产后编"，末附"妊妇忌药"。该序中所表述的："先生（指傅青主）被诏在京都时……远公（指陈士铎）怀奇之士，闻先生之风，其竭诚请谒也。固宜先生鉴其志、赏其人，或有如针芥之投,而以己之素所深得者推诚付之,宜远公之视如秘典,珍为仙传也。"傅山授书与陈士铎的观点,其实已与此后 70 余年耿鉴庭氏所一再陈说的观点非常接近。

1.2 力主《女科》乃后人抄袭拼凑而成的一派

这一派以王孟英、陆定圃二氏为主。

1.2.1 1847 年王孟英的观点

王孟英在《重庆堂随笔》一书刊语中说:"嗣有陈远公所著《石室秘录》,论证列方,颇皆人理,奈蹈窦材故辙,假托轩岐、仲景,诬圣愚人,贻讥后世。毛达可尝叹惜之。顷见番禺潘氏《海山仙馆丛书》,所收《女科》书三卷,文理粗鄙,剿袭甚多,托名傅青主先生手著之秘本。潘氏不知医理,误信梓行,玷辱青主矣!无知妄作,固不足论,以远公之学,而托诸鬼神,诚不可解也。"[9]已知《海山仙馆丛书》刻于清道光二十七年丁未,即 1847 年,又因王孟英有"顷见"一语,故此暂定王孟英的观点为 1847 年。

虽然在王孟英指责《女科》为无知妄作、剿袭甚多的前后,均提到陈士铎《石室秘录》一书,但现在还缺乏有力的证据说明王孟英已经意识到傅、陈二者之间还有着千丝万缕的关系。

1.2.2 1858 年陆定圃的观点

陆定圃《冷庐医话》卷 2 "古书"一节说:"医家

著书，每为假托之辞，以炫其功能……至陈远公《石室秘录》，乃竟托之于岐天师、雷公，尤属不经。"[10]其书同卷"今书"一节中说："《傅氏女科书》，道光丁亥张丹崖凤翔序刊，近复刊入潘氏《海山仙馆丛书》。王孟英谓文理粗鄙，剿袭甚多，误信刊行，玷辱青主。余观此书，措辞冗衍，立方板实，说理亦无独得之处。尤可怪者，解妒有饮，谓可以变其性情；荡鬼有汤，且假托乎岐天师，更列红花霹雳散。成此书者，当是陈远公之流，而其学更不如远公，乃《女科》书之最下者。"[11]

陆氏"成此书者当是陈远公之流"一语，还是点中了要害。此人大约是较早明确地指出陈士铎医著与傅氏著作有雷同之处的医家了。当然他发现这个现象，也许是受了王孟英恰巧将陈氏《石室秘录》与傅氏《女科》相间论述的启示。

1.2.3 1933年杨则民的观点

1933年民国浙江中医专门学校《校友会会刊》，有已故浙江名医杨则民先生关于《傅青主女科》作者真伪的考辨之文。现从1982年第3期《江西中医药》刊载的董汉良、陈天祥等人撰写的《从杨则民谈〈傅青主女科〉作者之真伪小考生化汤》[12]一文中引录相关史料如下：

杨氏说：阳曲傅青主，以文儒而通医术，为世所称；精通音韵，与当时顾炎武齐名。后世传傅青主者多矣，如稽曾筠、王涣洋、阮吾山、钮锈等均著其经史音韵书而未及医学，近世乃有《傅青主女科》、《男科》之刊，而《女科》尤称行世，余尚疑其书为伪托矣。

杨氏对此书疑为伪托，引述四点加以佐证：《傅青主女科》系道光丁亥张凤翔始校刊行，傅青主所著《性史》、《十三经字区》、《周易音释》等已于生前刊印行世，岂有独秘此书而不刊印？此无理也，此其一。且传傅青主者，歌颂备至，苟有此书不予著录之理？此其二。体例上与陈士铎著《辨证录》同，经校对，其内容与《辨证录》十一卷妇人六之全文，不易一字，而《傅青主男科》即取《辨证录》十四卷。据郭淳章嘉庆二十二年序，谓嘉庆十六年，余官于浙，亟求是书，得黄退庵刻本。又云至少在乾隆以前。今《傅青主女科》始刊于道光初年，是窃取于《辨证录》之一明证也，此其三。张凤翔印《傅青主女科》时，不言有《男科》而今有《男科》，而其文与《辨证录》雷同，其为篡窃无疑，而陆懋修谓傅青主只有《女科》，而无《男科》、《儿科》。陆氏虽不信《男科》，而仍信《女科》为傅青主自撰，是贤者之一失也。别有所谓《产后书》或《生化编》者，相传亦为傅青主所作，查其内容，仍为《辨证录》附末之《胎产秘书》割裂其一部分内容而已，此其四。杨氏列举四条以证明《傅青主女科》系陈士铎《辨证录》之内容。

正如董汉良等先生所言，杨则民先生对医学研究颇深。从阐述观点的明确、具体程度上来看，建国前他的论说是最为完整清晰的。并且建国后虽有许多医家纷言《产后编》非傅青主所著，但尚未见有一位医学像杨先生这样明确地指出：《产后编》同样源于陈士铎所述医著（所谓"《辨证录》附末之《胎产秘书》"）。事实上，是杨则民先生首先较为完整地证明了"现传题有傅青主撰著标志的主要著作皆与陈士铎著作相关"的命题。此外，就《全国中医联合目录》考察，杨则民先生还曾在1923年编写了《伤寒论讲义》，1925年编写了《内经讲义》、《方剂学》，1929年编写了《外科学讲义》等著作，足见此翁学问之博。

1.2.4 1935年谢仲墨的观点

耿鉴庭氏1953年在《爱国医家傅青主的医学著作真伪问题》一文中曾提到："谢诵穆先生《中医伪书考》云：'或云《傅青主女科》系从陈敬之《辨证录》中录出'。又云：'此书当为伪托。'"[13] 1958年他在《傅青主先生医学著作考证》一文中再次提到："卫原先生亦云：'或云《傅青主女科》系从陈敬之《辨证录》中录出。'又云：'此书当为伪托。'"[14] 耿氏前后两文所引文字相同，使我们有理由认为谢诵穆即卫原。查《全国中医图书联合目录》794页提示："12089 中医伪书考 1935；卫原撰；抄本590。"[15] 乃知耿氏所引卫原书实为谢诵穆《中医伪书考》。谢诵穆（1912~1973），亦名仲墨，浙江萧山人。毕业于上海国医学院，从师陆渊雷，协助办中医函授，曾任《中医新生命》编辑。1937年后，任教于浙江中医专门学校，兼助裘吉生编审医籍。1955年后在北京中医研究院任职。对中医古籍整理研究致力甚深。王伯岳先生1984年8月手稿《傅青主先生医学著作纵横谈》[16]（《药龛随笔》之一）一文中曾言及关于谢氏形成此观点的一些背景情况："谢诵穆（一字仲墨）同志，早年曾与我朝夕相共，是一位好好先生。他每发言必先说'我随便说说'，这已成为他的口头禅。我曾经问过他：怎么把傅青主《女科》列入了你的《中医伪书考》，而没有看见你是怎样考的。他说，那是根据'或云'。至于这个'或'是张三，或是李四，却没有去考。不过是'随便说说'。"

第二阶段　建国后《傅青主女科》五十余年的论争

（1949~至今）

建国后，关于《傅青主女科》真伪问题的争论非但没有停止反而更趋深入、细致，并且论争的焦点渐渐集中在陈士铎"遇仙传书"的本质上，仅有个别医家不涉及该问题而直接切入傅青主医著的真伪之辨。沿袭建国前两派的不同观点，经过50年的演变递嬗，客观上学术界仍然存在着两个观点迥然不同甚至可以描述为完全对立的学派，虽然他们能够得见的文献背景资料几乎完全一致。

必须说明的一点是：建国后这两派的学术观点皆是在前人观点的基础上进一步的发展推衍和丰富，并非空穴来风、无谓争论。之所以不能互相说服，就是因为各有道理而均无铁证。以下简要介绍这两派观点：

2.1 认为《傅青主女科》是傅山手著，并在此基础上进一步提出陈士铎述习诸书多皆傅山所传

这一派的代表人物有耿鉴庭和何高民。有必要对二人的观点和论据进行细致的介绍。

2.1.1 1950年耿鉴庭的观点

据耿氏自己介绍，他关于傅青主医学著作考证之文的初稿大约草成于抗日战争时期，曾于1950年9月"中华医史学会第三届全体大会"上提出。1953年第1期《中华医史杂志》发表了其《爱国医家傅青主的医学著作真伪问题》[17]；1958年2期、3期《上海中医药杂志》又发表了他的《傅青主先生医学著作考证》[18][19]一文。耿氏1958年此文论述最为成熟、完整从而影响深远。应当承认，耿鉴庭氏是继席树馨氏1878年首次指出"远公（指陈士铎）之书传自先生（指傅山）……远公言有二老人，其一为先生无疑"之后，又一位在全面考证傅、陈医著关系的基础上对陈士铎"遇仙传书"一事做出大胆推测和论证的医史学家。

他的重要推测由两个逻辑上相互关联的部分组成。一是书的基础:"傅氏既以大儒兼治医学,遇有心领神会处,焉可不笔之于书。今观《辨证录》、《石室秘录》等书,方简而意深,颇类傅氏其他文字,且有燕赵慷慨悲歌之气。依此推测,则《辨证录》、《石室秘录》、《洞天奥旨》,可能皆为傅氏之残稿,经陈士铎整理刊布者。"[17]二是传承事实:耿老说道:"予尚有一种看法,陈氏可能于傅氏入都时,往旅邸拜谒,傅氏见其可教,遂付以秘方手稿,并诫其勿用真名刊布。"[17]如果说第一个推测是由文字旨趣而发尚好理解的话,第二个推测则完全是耿老天才的联想与推断的完美结合。因为时间、地点、人物、事件等相关要素中,到目前为止,唯一能够有史料相证的只有地点一个,即傅山和陈士铎大约在晚年均去过北京(所谓燕市),其余的诸多不符皆由臆测理推加以逆推建构而成。关于傅氏诸书其最终结论如下:"今传之《女科》,当系傅氏昔日单录之专册;《辨证录》,当系经过陈氏增补扩充之全书;今传之《男科》,可能系傅氏之早期草稿;《石室秘录》,可能系晚年重纂者。然今日所传各本,乃陈氏重加改编后之新面貌。"[19]

此外,耿氏文中还给出了《辨证录》中云中逸老、天师岐伯（所谓职拜中清殿下弘宣秘录无上天真大帝真君）可能指傅山（傅青主），而鬼真君可能指傅眉（寿毛）的初步结论，并指出《石室秘录》中隐藏若干恢复明社之策略。

2.1.2　1962年何高民的观点

何高民（1909～1986）原名景岳，字飞生。晚号石林老人，斋号石林斋。何老观点最初的整理成书是1962年山西省中医研究所内部出版的《傅青主医学著作考》[20]一书。但其认识思路的成熟是一个漫长的过程，据何老自己回忆：自1954年于华北行政委员会，参加中医工作以来……为时八年，才潦草写成此文。全书分十个部分：（一）问题的提出；（二）没有作者的医学著作；（三）识破庐山真面貌；（四）为什么托名仙授；（五）二三琐碎事考；（六）关于《傅青主女科》和《辨证录》、《男科》和《石室秘录》的关系问题；（七）再来个三榜定案；（八）补记；（九）后记；（十）附录。该书虽仅83页，但已基本亮明了何老当时的主要观点，其书40页明确讲道："总之，《石室秘录》、《辨证录》、《洞天奥旨》肯定都是傅青主的医学遗著；同时，也肯定其中有陈士铎羼入的驳杂部分。"并且书中对许多细节也有远较前人丰富的论证说明：比如37～38页他说："所谓岐天师、仲景张公二仙、二先生、二师，亦即云中逸老及其弟子鬼真君也。岐天师即云中逸老，云中逸老之弟子鬼真君，即岐天师形影不离的仲景张公……云中逸老，可以肯定地说是傅青主……云中逸老的子弟鬼真君，可以肯定地说就是傅青主之子傅眉、寿毛、须男。"其书18页还从《霜红龛集·不为大常哉之碑》碑文中考证出："吕道人结庵于榆社西北的山林中，把住的地方叫'不为大常住'……吕道人恐属南派之薛派，道名诚莲。"肯定"鬼真君即仲景张公"影射傅眉，并且对吕道人有所考订是何老在人物认定的细节上超越前贤耿鉴庭先生处。

1980年2月山西省中研究所内部出版的《傅山医学著作考》[21]油印本，是1962年《傅青主医学著作考》的修改稿或修订版。油印本的目次如下：一、傅山应有医学著作传世；二、没有作者的医学著作；三、传书的异人是傅山；四、傅山传世的医学著作；五、《傅氏女科》、《辨证录》等为什么有文理粗鄙之处；六、结束语；七、后记，并附录等。其中集中提供了一些十分珍贵的线索资料，见32页"四、傅山传世的医学著作"，现约略述之如下：

"第一，傅山亲笔书写的医书：据中共山西省委组织部长胡晓琴同志谈：1959年他下乡锻炼任太谷县委书记时，曾举行一次展览会，在展出的展品中，有一部傅山的医书。……经那个所谓理论家（笔者按：此指康生）的鉴定，展出的傅山的医书，确是傅山亲笔书写的。……这部医书开始的部分是伤寒……展览会结束后，此书就失落而见不到了。

"第二，《傅氏家抄医学抄本》：山西省文物工作委员会保藏的文献中有《傅氏家抄医学抄本》，署名为'松侨老人傅山稿'，系《傅氏女科》中的调经部分。经专家鉴定，《傅氏家抄医学抄本》虽非傅山的亲笔，但确系傅氏家传的独特书法风格，并非外人所能学得的，所以认为是傅山的后人所抄写的。（笔者按：何高民在该油印本附录之五"傅氏家抄医学抄本"中以按语的形式指出："按：'松侨老人傅山稿'《傅氏家抄医学抄本》，系《傅氏女科》中调经部分，它是山西文物工作委员会保藏的文物资料之一，于1962年夏'山西省傅山著作整理委员会'成立后检查出来的，经专家鉴定，确为傅氏家传的独特的书法风格，并非外人所能学得，乃是傅山的后人所抄录的。"而1962年《傅青主医学著作考》41～66页的"（八）补记"已有此文献的校考文字。）

"第三，《青囊秘诀》：陈士铎说是岐伯天师所传之书，为'青囊之术'、'青囊书'。'青囊之术'、'青囊书'又名'青囊经'。山西省中医研究所老中医王质彬同志，山西黎城县董壁村人，十六岁时，曾从事同村申教斌先生学文，十九岁时改为学医。他说：申教斌家自明朝数百年来，均属中产阶级家庭，没出过什么大的功名，仅偶然有个秀才进学，但从未间断有读书人。申教斌中年时修理窑洞，于复壁发现其先人保存的许多明末清初的书籍和文献，都是些什么书，内容是什么，并不向外言谈，恐怕大都是属清朝的禁书，当即秘密焚掉。仅从其中检出一部抄本《青囊经》医书和一部抄本《本草》，申即习此行医，著名于黎城。而其用药精神则与傅山相同，君臣药用至数两，甚或半斤，佐使药用一钱或数分。对于《本草》的抄本，让其弟子抄录，而对于《青囊经》的抄本，却始终秘不示人。在口头上对《青囊经》虽有所传授，但保藏却极为严密，以后王质彬同志讲到《傅青主女科》，申教斌肯定地说是傅山的医学著作。以后又以陈士铎的《石室秘录》相询，申说是'假青囊'。同时有王御龙者，为王质彬同窗习医的师兄，日久时长，竟不谋而取，仅找到《青囊秘诀》抄本，携取到家，抄录后送还，申教斌亦无可奈何。《青囊秘诀》是外科，《表囊经》可能是内科，因为申教斌行医，以擅长内科为最著名。当时，王质彬同志不重视外科，所以对《青囊秘诀》没有转抄。……1962年夏在河南沁阳县李氏'守拙堂'（原山西省中医研究所副所长李渠同志家庭的堂号）的藏书中，竟检出一部《青囊秘诀》的抄本。……其医理、文理和思想特点均和《傅氏女科》相同，因而《青囊秘诀》是康熙年间北方儒家而兼道家傅山的医学著作。（按：1962年《傅青主医学著作考》67～69页的"（九）后记"中已提及此事,并且说申教斌于 1945 年去世,书亦失传。)

"第四,《本草辨证秘录》:王质彬同志于申教斌处抄录的《本草》,名《本草辨证秘录》,作者姓名、序言、凡例等均无。……陈士铎整理的《本草辨证秘录》是公开刊印出售,而申教斌家的抄本《本草辨证秘录》却是在窑洞中所秘藏,其书名相同,其著者恐亦相同,即均为傅山的医学著作。"

然而这部油印的 16 开 118 页的书中尚未言及何老研究傅山学术 20 余来发现的另一个重要的书证《大小诸证方论》。直到《陕西中医》1983 年第 5 期 4~7 页刊载其《〈傅青主女科〉是托名傅氏的'伪书'吗?》[22]一文才有所详论。其文分五部分对这个敏感的话题进行了论证。一、《傅青主女科》是傅山的医学著作;二、《女科》不是录自《辨证录》;三《女科》不是所传验方集;四、《傅氏女科》决不是"女科书中之最下者";五、《产后编》不是傅氏的医著。在第一部分中他指出:"山西省图书馆珍藏有傅青主《大小诸证方论》抄本,经鉴定系康熙年间纸张,顾炎武于康熙十二年写的序中说:'予友傅青主先生手著《女科》一卷,《小儿科》一卷,《男妇杂症》一卷(按:后人改编为《傅青主男科》),诚医林不可不有之书'也。传世本《女科》和《男科》所以在扉页上都署为'傅青主先生手著',也就找到来源了。"第二部分的证明思路如下:"首先,我们将《手稿》和《女科》、《辨证录》中调经部分加以对照，可以看出《女科》与《手稿》基本相同，而与《辨证录》不同，说明《女科》不是录自《辨证录》。"这是在肯定《手稿》为傅氏真传的前题下对它的巧妙和细微的应用。其次，将《女科》中其他疾病和《辨证录》对照，也可看出《女科》不是录自《辨证录》；再次，何老认为《女科》不少方名与《辨证录》不同也能证明这一点。其余三部分详细内容此处从略。

2.2 否认陈士铎所谓"遇仙传书"与傅山相涉，试图从根本上否定《傅青主女科》一书由傅山所著

这一派也有几位很有特点和学识的代表人物。以下分别加以介绍：

2.2.1 1979年贾得道的观点

1979年1月贾得道先生著《中国医学史略》[23]266页言及"《傅青主女科》及其他妇科著作"时，贾老说："傅山，字青主，号公它，又号朱衣道人，为明末清初之阳曲人。明亡，隐居不出，康熙时，地方官曾强使之应博学鸿词科，不就而还。与明末遗民顾炎武等颇有往还，以医术有名于当时。但今传《傅青主女科》，实为后人从陈士铎《辨证录》中录出，略加润饰，假托傅氏之名而刊行的（二者不但内容相同，语调相同，甚至一字一句也绝大部分相同）。陈氏号远公，亦康熙时人，著有《石室秘录》、《辨证录》、《洞天奥旨》诸书。均诡称得岐伯、仲景之直接传授而成，殊为荒诞。其书多以五行生克说论证，亦无足取。唯《辨证录》女科部分，所收诸方，或为当时所传验方，行之有效；或借傅氏之名，引起人们的重视。故至今尚颇为一般医家所引用。至于其他部分则早已没没无闻了。"

2.2.2 1982年张志远的观点

《浙江中医学院学报》1982年第3期47～48页刊登了张志远的《〈傅青主女科〉小考》[24]一文，认为《傅青主女科》乃后人从陈士铎《辨证录》十一至十二卷中摘出的，就连1962年山西发现的署名青主之《青囊秘诀》，也是从陈氏《外科秘录》即《洞天奥旨》内抄袭改变而来。理由是：①《辨证录》妇科部分，与《女科》内容相同，和原书其他部分比较，措词、用语、口吻尽皆一致。陈氏虽与他为同时代人，但年龄较小，在社会上声望不及青主，个别医者或书商为了提高作品价值，获取利润，易于脱手，将《辨证录》十一至十二卷录出，添加子目，稍予整理，托名于山。②清代特点，凡名家著书立说崇尚源流，《女科》富"时艺"气息，极少引经据典旁参各家。在山之有关传略、历史记述中，从未谈到编写《女科》或整理过别人的妇产科著作。同目前他的论医处方，尤近似之处。③或云《辨证录》是傅山之作，因防清朝统治者迫害，化名陈士铎，此说很难置信。考青主所写诗、文甚多，从未假托于人。

1991年张志远先生再次著文《傅青主生平史略》一文重申:"自道光七年(1827)始刊的《傅青主女科》,是从陈士铎'家传秘本'和所集各家之说《辨证录》11～12卷内抄出的,纯属假托作品,与他无关。……'考镜源流'之事,非至关重要。"[25]的论点。

2.2.3　1985年吕直的观点

浙江省中医药研究所吕直先生分别在1985年5月号的《浙江中医杂志》232～233页上发表《傅山医学著作真伪之我见》[26]一文,在1986年3月号的《浙江中医杂志》137～139页发表《再谈傅山医学著作的真伪——兼对有关傅山医学著作考证的商榷》[27]一文。此二文皆有深度,一一道来。

"我见"一文明确提出:"《女科》作为傅氏的医学著作证据不足。"其论证的逻辑过程如下:首先指出"史传无傅山有医学著作的记载",其次证明了"《女科》文字不类傅氏手笔"的情形,接着给出"《女科》应录自《辨证录》"的结论。整个论证简捷明快。

"再谈"一文包括两部分商榷内容:一是"对《丛书》的商榷",二是"对《考证》的商榷"。《丛书》指山西何高民先生整理出版的《傅山医学著作研究丛书》;《考证》指耿鉴庭在1958年2期、3期《上海中医杂志》上发表的《傅青主先生医学著作考证》一文。

其中"对《丛书》的商榷"针对的是《丛书》中新发掘出的最有力的两个证据——《傅山医学手稿》和《大小诸证方论》的批驳。事实上,这两部医学抄本虽然分别收藏于山西省文物馆和山西省图书馆,但在何高民先生之前没有人真正予以重视和关切,是支持何氏观点的最有力的两个证据,吕直先生从此入手发现了二个抄件中各自存在的不合理处,应当说的确抓住了要害。对于《傅山医学手稿》他提出了以下三点:"其一,傅氏没有将誊清稿留下,而是存下了'废品',这似乎大不合符情理。……其二,从《手稿》夺漏的情况看……不说是作者本人,就是稍有文字基础和医学常识的人也不致于出现如此文理不顺、医理不正的夺漏和差错。其三,《手稿》中有'玄参'避讳写作'元参',而'玄胡'则又不避讳,乃直书作'玄胡',这在清初康熙、雍正、乾隆年间文字狱极其森严的时期,在傅氏这样的文人手里是绝不可能出现此等疏忽的"可疑之处。最后得出"《手稿》非但不是傅山当时的手笔,倒很可能是傅氏以后'书贾'之流的'迻写本',如同'晋省钞本甚夥,然多秘而不传'(《傅青主女科·祁尔诚序》)的讹传抄本中的一种而已"的结论。对于《大小诸证方论》的辨伪,吕直先生的最大贡献在于是他首先查获了该书的顾炎武序:"全文共468字(不计标点),其中首节'古之时,庸医杀人'至'病所以不能愈也'108

字,及最后一节中的'考唐书·许允宗言'至'谅由于是'119字,与《日知录·医师》篇的内容完全相同,连文字也一个不差。"并在此基础上得出顾序为后人伪作和顾序不能作为《大小诸证方论》是傅氏医学著作的依据。并进一步指出:"《方论》之与《石室秘录》和《傅青主女科》之与《辨证录》相互关系一样,其问世途径完全是如同一辙的。"

"对《考证》的商榷",吕直提出的反驳论据是:"一、陈氏撰述《辨证录》等书渊源有自、自出机杼。此处,吕直进一步申言'我见'中的观点,即以'家传秘本'为基础,广采博取'吾越'诸隐君子的'余论','广推以传世'是真情,而受之于各地方士异人之内容,仅是'附载于各辨证条后'的部分。这些异人不仅仅是'丁卯'燕市所遇到的'二老者',其在'壮游五岳'时更是另有所受。二、丁卯秋燕市所遇二老者为傅氏父子的推测总属疑窦。"他经过详细分析认为耿氏即便把陈氏云游燕市的时间从傅山已过世4年的丁卯(1687)向前推至其过世前4年的己未(1679),陈、傅二人仍无相遇传书的可能,因为史载"傅氏被迫入都是在康熙戊午,放归是次年己未三月",傅山是不可能在"黄菊初放"的秋季向陈氏传授"刀圭之书"的。吕直先生实际上是否定了耿老先生对于陈士铎"偶仙传书"实质的天才联想与推断。

建国后考证较为有力者，还有以刘元先生为突出代表的一派医家，在积极评价所谓傅山医著临床应用价值的基础上，全面否认《女科》、《产后编》和《傅青主男女科》是傅山所著的可能性，但却丝毫不涉及这些著作与陈士铎医书的关系。

1955年《中华医史杂志》35～36页刊载了刘元同志的《女科、产后编及傅青主男女科》[28]一文。文中说以上"这三部医书，都是有论有方的。论证方面，大致仍离不开五行生克那一套玄虚的唯心学说，没有什么精当之处……至于方剂，虽然所用药味不多，方意却甚平稳，君臣佐使的配合，也很适当。尤其是《女科》各方，应用很广……总的说起来，在医学界中，这三部书是有其相当的地位的。非有二三十年的临床经验，绝对不能写得出像这样几部实用的著作。不过，上述三种医书，尽管它在外表上标明'阳曲傅山青主手著'或者竟用'傅青主男女科'为名都好，我认为在事实上都非傅氏所著"。刘先生列举的理由主要有三条：第一，这三种医书里，不仅没有什么引经据典的地方，同样，对于那些有名的妇科书（如《妇人大全良方》、《证治准绳》等），也没有只字提到，这是出人意表的。再看各书中所采用的药方，又都是些时方、禁方、单方、验方，甚至于在男科伤寒门里，也是如此，完全不用经方和古方。至于论证，既属平凡无奇，字里行间，也和傅氏文集中的笔调大异其趣；加以三书都没有傅氏本人或其友好的序文，处处引起我们的怀疑。第二，傅氏生平的传记、轶事和事略，也没有一处提到他擅长妇科，著有《女科》或《男女科》行世的话。就是细细体会这几部书的书名，也有可疑。《女科》和《产后编》都嫌单调无味；《傅青主男女科》呢，这个书简直是不伦不类，难登大雅之堂。第三，由第三者的言论做注脚，比如：从《女科》的郭序可知现今的《女科》不过是许多种抄本中的一种而已，这些抄本彼此之间药味分量都有差异，孰真孰伪谁也不好判断。在《男女科》的跋中，陆懋修认定本书的《男科》、《儿科》都是后人伪刻；而且所谓《男科》、《儿科》之名，是因为有了《女科》一书在先而后杜撰出来的等等。

刘元同志在该文文末还做出了三个假设，其文约略如下，他说："上述三书的作者既然不是傅青主，究竟是谁呢？目前，要正确地为这个问题找寻答案，尚不可能。我以为可从三方面来假设：第一，《女科》及《产后编》二书，大约是清朝乾、嘉年间一位很有经验的医生做的。作者大约因为自己的名望不高，恐怕此书一出，不能引起医学界的重视，所以假托傅青主的名字印行，以便蒙蔽读者，广其销路。……第二，《女科》及《产后编》可能是傅青主的后人或友好门弟子把傅氏家藏的禁方和他的医案收集起来，再参以一般医书中的理论拼凑而成，所以书中对于经方、古方一概从缺，论证也不十分高明。……第三，《女科》及《产后编》与《男女科》内容大致相同，但前两书刊行较早，或许竟是傅氏所著，（不过，已经过了多次的改窜，不能完全是原作了。）《男女科》一书的女科，不仅刊行在后，在内容上也不及前两书的完备，其非傅氏原作，决然无疑。至于所谓男科、儿科，更是'每下愈况'，还不如女科来得精彩，不用说，这一定是后世一班庸妄书贾或好事者流随意裒集附丽于女科书中意图乱真以渔利的。"

以上即是关于傅山与陈士铎医著争论之始末，之所以会争论不休，关键问题就在于证据的不足。我们有理由相信傅山曾有医著行世，但是不是今之所见待考。乾隆五十年（1785）《直隶代州志》卷37《艺文·傅青主征君传》："傅征君山，字青主，别号公它，又号石道人，山西忻州人。善古文词，兼工书画，尤邃于长桑术。人有以病乞治者，无贵贱，一一视之无倦容，应手即愈，故医名遍于山右。著作甚富，今传者有《霜红龛集》十二卷，《眉诗》附焉，《性史》、《十三经字区》、《周易音释》、《周礼音辨条》、《春秋人名韵地名韵》、《两汉人名韵》、《傅青主医书》，刊行于世。"（该文转引自《中国分省医籍考·山西省》下册[29]）这是史志书目中最为明确地提及《傅青主医书》曾刊行于世的文献资料，并且该文献提供的信息早于《傅青主女科》42

年。笔者认为：如果《直隶代州志》所言不虚，寻找《傅青主医书》将是比较重要的一项工作。而欧阳中石先生1992年11月为《傅山书法艺术研究》所作序言中提到的一件事，则更令傅山曾有医著存世的可能性几乎成为现实。欧阳先生在序言中谈到："后来邂逅间曾见到了一本《医案》，出自青主之手。从字迹上看，小字行草，笔墨精到，极耐玩味。"[30]云云。

附　古今医家关于《产后编》的讨论

《傅青主女科》原书中其实包含《女科》和《产后编》两部分内容。伴随着人们对《傅青主女科》一书的关注，人们对其书《产后编》也发表了各自不同的观点。

1. 承认《产后编》为傅山所著者

1.1　1864年陆懋修的观点

关于《产后编》较早的肯定性述评当属陆懋修先生。前已论及，此再申述之。陆懋修先生在同治三年甲子（1864）的《世补斋医书续集·重订傅征君女科序》中所说："《女科》中已列有"产后"一门，而《产后编》中所载各病又与《女科》卷末似一似二，或重见而叠出，或此有而彼无，先生本属两书，读者未免眩目。因揣先生于产后治法另为一编之意，若专为阐发钱氏生化汤而设，因即易其名曰《生化编》，以避两书重复，而仍不失原书本旨,当犹是先生之志也。"

以上观点影响深远,从《傅青主女科》出版至今的176年来,多数不涉及该书真伪之辨的临床医家一般都以为《女科》和《产后编》均是傅山所著。

1.2 1979年贾得道的观点

另外值得一提的是:存在着只承认《产后编》是傅山(或可能是)傅山所著的可能性的观点,如《枣园杂谈》。(此书未经见待搜求,该信息源于张志远《小考》一文所言:"《枣园杂谈》指出此编可能系傅山手集。"2003年7月31日写信问张志远)

1979年1月贾得道先生著《中国医学史略》267页言及"《傅青主女科》及其他妇科著作"时,贾老说:"《傅氏女科》之后,附有《产后编》二卷。书中对产后诸证的治疗,一以'生化汤'为主,这一部分,不但不见于《辨证录》中,而且其体例与内容,均与《女科》截然不同。至今山西一带,生化汤流行甚广,村乡僻壤,妇孺皆知,几乎成为产后的常规用药。从这些情况来看,《产后编》倒很可信为是傅氏的著作。不过后人刊行时,为了求全易售,故将《辨证录》中女科部分录出,合在一起,题为《傅氏女科》。这种推测,并无确实证据,但揆情度理,其可能性是很大的。"

2. 否认《产后编》为傅山所著者

持此论点之人颇众,现仅按时间次序予以粗略排列如下。

2.1　1980 年第 10 期《中医杂志》

该期杂志 80 页"读者园地"刊载太原市南郊区教师进修学校常佃樵氏《〈傅青主女科〉后附'产后编'应严加审定》一文。文中说："本书（按：指《傅青主女科》）系由后人汇集而成，分上下两卷（其中已包括'产后门'），而在这两卷之后，又附"产后编"两卷。从体例上看，就觉得不伦不类。再从内容上看，"产后编"全是套用成方，而且几乎是以'生化汤'一方来通治产后百病。这完全不合前两卷的医疗特点，同时笔调平板呆滞，也和前两卷截然不同。笔者在裘吉生所编的《珍本医书集成》（二十年代由世界书局出版）中，发现有《产宝》一书。其内容和《傅青主女科》中的"产后编"，有十分之八九完全相同，也是着重介绍'生化汤'的功用。特别值得注意的是《产宝》和'产后编'开头都有一篇用骈体写的"产后总论"，庸俗鄙陋，近乎简易口诀。两相对照，一字不差。据裘吉生《产宝》序文介绍：这书作于清·雍正六年，作者倪枝维，字佩玉，号凤宾，浦江人。当时只有手抄本，至道光、同治年间，才陆续刻印。由此可知《傅青主女科》中的'产后编'显然是后人在汇集时，把倪枝维的《产宝》误收其中而混编在一起。"

2.2　1982年第3期《浙江中医学院学报》

该期杂志47~48页刊登了张志远的《〈傅青主女科〉小考》一文。该文的主旨思想前已论及是否认《女科》为傅青主所著，文中提及："今本《女科》之后，附有《产后编》，不载于陈氏《辨证录》，部分见诸山阴何荣所传其师陈笏庵家藏本《胎产秘书》中。从体例、内容到用药剂量，和《女科》均不相同，且方有重出（如治产秘验良方，《补编》名保产神效方）。书内生化汤（当归、川芎、桃仁、炮姜、炙甘草），初见于明末南山单养贤《胎产证治录》治产后瘀血不尽"儿枕痛"证，够得上"处一得意之方，一味味千锤百炼"（《霜红龛集·外编·医药论略》），风行山西，流传全国，为中医文献中著名方剂。"张志远先生明确地指出《产后编》的蓝本是山阴何荣所传其师陈笏庵家藏本《胎产秘书》。因此，他紧接着做出断语："《枣园杂谈》指出此编可能系傅山手集，因缺乏实据，难以肯定"。

2.3　1983年第5期《陕西中医》

该期杂志4~7页刊载何高民《〈傅青主女科〉是托名傅氏的'伪书'吗?》一文。其文第五部分"《产后编》不是傅氏的医著"同意常佃樵同志的观点，并在文末引"《中医大辞典》说：'《产宝》，清倪枝维撰，许琏校订，约成书于雍正六年（1728）。本书论产后诸病的治疗，并以生化汤为主，化裁为若干方，收刊于《桦园医书六种》中'。说明《产后编》不是傅氏的医著,应从《女科》中删去,以正视听"。

2.4 1984年第7期《中医杂志》

该期杂志79~80页刊载了佳木斯医学院王笑雪同志的《〈胎产新书〉是〈傅青主女科〉所附〈产后编〉的蓝本》一文:"《产后编》的主要出处是萧山竹林寺女科秘本《胎产新书》。依据是:①《胎产新书》(1771)刊行年代早于《傅青主女科》(1827)。②《胎产新书》卷五至卷八之内容和《产后编》如出一辙。除《胎产新书》卷五所载《竹林寺真传生化汤论》与《产后编》卷首之'产后总论'文字基本相同外,其他相同或相近似之内容,竟达三十四条之多,占《产后编》总内容的百分之八十左右,而且章节先后次序,也大都相同。……综上所述,笔者认为《胎产新书》是《傅青主女科》《产后编》的蓝本,而且有亟待整理的必要。《产后编》的其他内容,有的可在《证治准绳·女科》中查到出处。"

2.5 1985年第1期《中医杂志》

该期杂志第80页刊登了郝智同志《〈傅青主女科〉后附〈产后编〉非傅氏医著》一文。该文承认1984年《中医杂志》王笑雪"'产后编'的主要出处是萧山竹林寺女科秘本《胎产新书》"的观点"从总的方面来说是不错的"基础上,"将《产后编》与清·倪枝维《产宝》

（撰于1728年）对照，其内容几乎完全相同，尤其是两书'产后总论'的字句丝毫不差。再参照山西省现存傅氏医著手稿的审定资料，则可认定《产后编》直接出处是《产宝》一书。但《胎产秘书》刊行于《产宝》之前，其书版本庞杂甚多，内容也各有同异，但其'产后门'的论述，也多见生化汤衍方应用与《产宝》相类相同。笔者认为，《胎产新书》有可能是《产宝》的蓝本。"1992年第1期15页《山西中医》郝智、刘新兰《关于〈傅青主女科〉作者考证的几点看法》一文基本重复了上述观点。

2.6　1992年第1期的《山西中医》

该期杂志13～14页刊载张剑宇、王彬、李丽等同志的《傅山遗著真伪探析》，另辟蹊径，利用现代统计学中的回归与相关分析得出以下结论："《女科·产前篇》、《女科·产后篇》、《男科》三者在诸多方面存在显著的统计学差异，而《男科·前半部》与《男科·后半部（包括小儿科）》尽管囊括了诸多病种却非常吻合，无统计差异。因此说造成差异的根本原因不在病种的内部构成，而是医家辨证论治的逻辑思维轨迹不同。目前学术界普遍认为《女科·产前篇》是傅氏遗著，那么《女科·产后篇》、《男科》就是后人托名的伪作。"

笔者认为，不管是否承认《产后编》是傅山所著，但有一个事实应当清楚：那就是《产后编》和陈士铎医著有着一定的相关性,而不是像某些医家描述得那样毫无关系,所谓"《产后编》不载于陈氏《辨证录》"。众所周知《产后编》与《胎产秘书》有着千丝万缕的联系,而《陈士铎所述医书三种》的第一种即"《辨证录》附《胎产秘书》"(见《全国中医图书联合目录》第735页11663);此外,何荣所传其师陈笏庵家藏本《胎产秘书》的版权页上也刻着"山阴陈敬之先生著",并且书口上有"辨证录卷之十五"的字样。这些资料都说明陈士铎与《胎产秘书》似乎有一定的联系,但由于何荣在其书序言中未对以上标志做出任何解释,现在尚不好认定从何时起《辨证录》开始附《胎产秘书》了。换言之,暂时无法确定《胎产秘书》是后人附在《辨证录》之后的呢,还是陈士铎本人附在其书之后的。

参 考 文 献

[1] 中国中医研究院图书馆编. 全国中医图书联合目录. 北京:中医古籍出版社,1991,433-434.

[2] 裘华芳. 《傅氏女科》方剂运用举隅. 北京中医学院学报,1989,(2):26.

[3] 崔天悦. 《傅青主女科》辨证论治特色探析. 山西中医,1994,(4):30-31.

[4] 覃卓奇. 试论傅青主医学学术思想. 中医药研究. 1993,(5):13-14.

[5] 陆懋修. 世补斋医书后集·重订傅青主女科·序. 光绪十二年丙

戌（1886）山左书局重印本.

[6] 陆懋修. 世补斋医书后集·重订傅青主女科·跋. 光绪十二年丙戌（1886）山左书局重印本.

[7] 何高民著. 傅青主医学著作考（内部出版物）. 山西：山西中医研究所，1962，67.

[8] 郝树侯著. 傅山传. 山西：山西人民出版社出版，1984，104.

[9] 盛增秀主编. 王孟英医学全书·重庆堂随笔卷上：北京：中国中医药出版社，1999，635.

[10] 陆定圃. 冷庐医话·古书. 山西：山西科学技术出版社，1983，46.

[11] 陆定圃. 冷庐医话·今书. 山西：山西科学技术出版社，1983，57.

[12] 董汉良，陈天祥，柴中元，章柏年. 从杨则民谈《傅青主女科》作者之真伪小考生化汤. 江西中医药，1982，(3)：34—35.

[13] 耿鉴庭. 爱国医家傅青主的医学著作真伪问题. 中华医史杂志，1953，(1)：75.

[14] 耿鉴庭. 傅青主先生医学著作考证. 上海中医药杂志，1958，(2)：44.

[15] 中国中医研究院图书馆编. 全国中医图书联合目录. 北京：中医古籍出版社，1991，794.

[16] 王伯岳. 傅青主先生医学著作纵横谈（药龛随笔之一）. 1984年8月手稿：6—7.

[17] 耿鉴庭. 爱国医家傅青主的医学著作真伪问题. 中华医史杂志，1953，(1)：75—82.

[18] 耿鉴庭. 傅青主先生医学著作考证. 上海中医药杂志，1958，(2)：44—46.

[19] 耿鉴庭. 傅青主先生医学著作考证（续）. 上海中医药杂志，

1958,(3):44-48.

[20] 何高民. 傅青主医学著作考（内部出版物）. 山西：山西省中医研究所，1962，1-83.

[21] 何高民. 傅山医学著作考（内部出版物）. 山西：山西省中医研究所，1980，1-118.

[22] 何高民.《傅青主女科》是托名傅氏的'伪书'吗?. 陕西中医，1983,(5):4-7.

[23] 贾得道. 中国医学史略. 山西：山西人民出版社，1979，266.

[24] 张志远.《傅青主女科》小考. 浙江中医学院学报，1982,(3):47-48.

[25] 张志远.《傅青主生平史略》. 天津中医学院学报，1991,(1):25-27.

[26] 吕直. 傅山医学著作真伪之我见. 浙江中医杂志，1985,(5):232-233.

[27] 吕直. 再谈傅山医学著作的真伪——兼对有关傅山医学著作考证的商榷. 浙江中医杂志，1986,(3):137-139.

[28] 刘元. 女科、产后编及傅青主男女科. 中华医史杂志，1955,(1):35-36

[29] 郭霭春主编. 中国分省医籍考（下册）. 天津：天津科学技术出版社，1987，1410.

[30] 刘江、谢启源著. 傅山书法艺术研究. 太原：山西人民出版社，1995，5.

《傅青主女科》与《辨证录》内容及语言考察

卫云英　山西职工医学院　030012

《傅青主女科》始刻于道光七年丁亥（1827），是傅山去世143年后由张丹崖凤翔题序刊刻。截止到1991年底，中医古籍出版社《全国中医图书联合目录》提供共刊行67次。出版数量颇为巨大。尽管刊刻年代不同，书名有异，所署傅山别名不一，其实均指撰述人为清初傅山。《傅青主女科》是中医妇科的经典之作，久负盛名。

《辨证录》为清代陈士铎敬述。系综合性医书，十四卷，约成书于康熙二十六年（1687）。截止到1991年底，联合目录《辨证录》共刊行27次。

《傅青主女科》与陈士铎《辨证录》，是书名不同署名有别的两本书，出版时间前后相差140年，无论内容还是语言本没有可比性，可问题是《傅青主女科》上下两卷与《辨证录》十一、十二卷的妇科部分，内容惊人相似，使人不得不对二书的作者产生怀疑。陆定圃《冷庐医话》卷2《今书》一节中说："《傅氏女科书》，道光丁亥张丹崖凤翔序刊,近复刊入潘氏《海山仙馆丛书》。王孟英谓文理粗鄙,剿袭甚多,误信刊行,玷辱青主。余观此书,措辞冗衍,立方板实,说理亦无独得之处。尤可怪者,解妒有饮,谓可以变其性情;荡鬼有汤,且假托乎岐天师,更列红花霹雳散。成此书者,当是陈远公之流,而其学更不如远公,乃《女科》书之最下者。"[1]陆定圃的一番话由此拉开了傅青主、陈士铎医著关系论争的序幕。《傅青主女科》到底是傅山的著作还是陈远公之流录自于《辨证录》而假托傅山之名?《辨证录》的真正作者又是谁?傅山究竟有没有医学著作传世?本文试图从二书的内容和语言方面进行考察梳理,力求寻找答案。

一、《傅青主女科》与《辨证录》的结构及内容基本相同

《傅青主女科》分上下两卷,上卷共三十八条,三十九症,四十一方,分带下、血崩、鬼胎、调经、种子五门;下卷共三十九条,四十一症,四十二方,分妊娠、小产、难产、正产、产后、下乳六门。并在每门中,均按病情加上病目,便于查检。

《辨证录》的女科部分有门无目,卷之十一分为:带门五则、血枯门两则、血崩门八则、调经门十四则、

受妊门十则、妊娠恶阻门二则，共六门四十一则（四十一条）。卷之十二分为：安胎门十则、小产门五则、鬼胎门一则、难产门六则、血晕门三则、胞衣不下门二则、产后诸病门十一则、下乳门二则，共八门四十则（四十条）。《女科》上下卷共七十七条，《辨证录》十一、十二卷共八十一条。《辨证录》多出的四条分别是《女科》十五条、六十二条、六十七条分成两条，血崩门的第二则是《辨证录》女科部分唯一与《女科》没有对应的条文。这样，两书均能找到相互对应的条文。在整体结构安排上，除极个别的几条顺序调整之外（《女科》上卷之十三条，对应《辨证录》卷十二的鬼胎门一则；《女科》上卷之十四条、二十八条，分别对应《辨证录》卷十一的血枯门二则），其余两书的结构顺序完全一致。

至于两书的主体内容，皆是先列举各种疾病的临证表现，从反面提出问题，然后从正面指出病因及导致的结果，再从正反两方面对脏腑气血、寒热虚实进行分辨，使读者在病因病理方面有明确的认识，最后提出治疗的原则及处方用药，并对处方用药加以解释和说明，使之与病因病理相结合。原文使用近乎白话文的语言，内容通俗易懂，深入浅出，方便后学者的学习与理解。

以上仅是两书之间结构顺序、条文条数及论述问题方法的相同或相近，至于两书词气文法及内容的一致性，光绪四年岁次戊寅（1878）席树馨（鹤如氏）《女科仙方序》说："兹因合刻青主先生《男》《女》两科，见其词气文法与《辨证录》如出一手，尔时正校妇人怀孕诸篇，取《辨证录》来兑之，通篇竟无一字差！噫！异矣！"②

因此，两书有着共同的血脉，有割不断的血缘关系，它们一脉相承，书的主体内容或思想出自一人之手，究竟谁才是两书的真正作者？

二、《傅青主女科》与《辨证录》之异同

笔者在用《辨证录》对照《傅青主女科》校对的过程中，一方面惊诧二书惊人的相似，一方面又惊诧抄录者与刊刻者水平之低劣，难怪陆定圃《冷庐医话》卷2《今书》一节中说："王孟英谓文理粗鄙，剿袭甚多，误信刊行，玷辱青主。余观此书，措辞冗衍，立方板实，说理亦无独得之处。尤可怪者，解妒有饮，谓可以变其性情；荡鬼有汤，且假托乎岐天师，更列红花霹雳散。成此书者，当是陈远公之流，而其学更不如远公，乃《女科》书之最下者。"此话是针对《女科》而言，所指的矛头并非《辨证录》之女科部分。那么，《女科》在《辨证录》的基础上是如何改造加工，进行改头换面的呢？《女科》与《辨证录》的不同之处主要表现在哪些

方面呢？

1.《女科》是在《辨证录》基础上增加字词句，扩充而成。

通观《女科》，其每一条文的字数要多于《辨证录》，绝大多数是通过在每一条里加入相应的字词句，甚至数句话来扩充内容，增加了不少无关紧要的虚词和话语，实为画蛇添足。

例如：

补中有收：《女科》作"补中又有收敛之妙"。

有老妇：《女科》作"有老年妇女"。

其症亦与前同：《女科》作"其症亦与前血崩昏暗者同"。

夫血管不可精伤：《女科》作"不知血管最娇嫩，断不可精伤者也"。

原宜闭关，不宜出阵：《女科》作"原宜闭关守寨，不宜出阵战争"。

若不急补气，而先补血：《女科》作"若不急补其气以生血，而先补其血而遗气"。

终年终月不能愈者：《女科》作"以致经年累月不能全愈者有之"。

此方全不清火，惟补气补精：《女科》作"此方之妙，妙在不去清火，而惟去补气补精"。

即用人参、干姜之药，则痛止胎安：《女科》作

"即用人参、干姜之类补气祛寒，则可以疼止而胎安"。

盖产门之上，原有骨二块，两相斗合，未产之前，其骨自合：《女科》作"盖产门之上，原有骨二块，两相斗合，名曰交骨。未产之前，其骨自合，若天衣之无缝"。

至于在句子中增加单字的情况，《女科》各条比比皆是，此不举例。《女科》在《辨证录》基础上增加一句甚至数句的情况也是大量存在的。例如：第8、11、15、18、20等条。这些增加的字词句，有时候是明显的陋文。例如："是何言与？其信然与？则成既济之卦！亦无怪其然也？"全是一派废话。

除此之外，《女科》也有在《辨证录》基础上删减文字的地方。例如：

倘畏药味之重，减去其半，则力量甚薄，不能止矣：《女科》作"倘畏药味之重而减半，则力薄而不能止"。

四剂而血崩自愈：《女科》作"四剂而血崩愈"。

非仅治小产之血崩：《女科》作"非仅治小产之崩"。

有少年妇人甫娠三月：《女科》作"有少妇甫娠三月"，等等。

2. 同义词或近义词的大量互换，是《女科》改造《辨证录》的又一做法。

同义词和近义词的运用，可以说没有严格的限制，对写作者来说，可选择此，也可选择彼，对意思准确性的表达不会有太大的影响，除非是在文学作品中有一字千金的效果。可《女科》与《辨证录》内容雷同，却偏偏要互换大量的同义词或近义词，不能不引起我们的深思。

例如：

双目黑暗：《女科》作"两目黑暗"。

妇人有一交感：《女科》作"妇人有一交合"。

而益之以补气添精之药：《女科》作"而益之以补气补精之药"。

即便血崩，而胎亦随坠：《女科》作"即便血崩，而胎亦随堕"。

故能祛旧病而除陈疴：《女科》作"故能祛旧病而除沉疴"。

往往用止涩之药：《女科》作"往往用止涩之品"。

交感之时：《女科》作"交感之际"。

以致恶血下冲：《女科》作"以致恶血下流"。

一剂而痛轻，再剂而痛止：《女科》作"一剂而疼轻，二剂而疼止"。

有不可止遏之势：《女科》作"有不能止遏之势"。

可半载而愈也：《女科》作"可半载而除也"。

只以发灰、白矾……药末：《女科》作"徒以发灰、白矾……等药末"。

如室女寡妇之人：《女科》作"如室女寡妇辈"。

一剂必下秽物半桶：《女科》作"一剂必下恶物半桶"。

谁知肾中火旺而阴水虚乎：《女科》作"谁知肾中火旺而阴水亏乎"！如此等等。"双"与"两"、"交感"与"交合"、"补精"与"添精"、"之际"与"之时"、"下冲"与"下流"、"疼"与"痛"、"除"与"愈"、"秽物"与"恶物"、"虚"与"亏"，词义几乎无别，何优何劣，孰是孰非，实难区分。如此之多的同义词或近义词大量互换，《女科》中举目皆是。假如这不是故意改换，又如何解释呢？

3. 在保持原貌不变或变化不大的情况下，变换表述方式，是《女科》改造《辨证录》的又一做法。

经这样改造，初看两书内容有别，而实际内容无异，实乃偷梁换柱之法。

例如：

火泻而水不与之俱泻，则两不损而两有益也：《女科》作"火泻而水不与俱泻，损而益也"。

以地骨生地同用耳，二味俱能凉骨中之热也：《女科》作"此方之用地骨、生地，能清骨中之热"。

妇人有先期经来，其经水止有一二点：《女科》作"又有先期经来只一二点者"。

况所用诸药，纯是补水之味，水盛而火安得不平

乎：《女科》作"况所用诸药，又纯是补水之味，水盛而火安自平理也"。

故不若补其阳气，使鬼祟难侵，生血欲速耳：《女科》作"故必以补阳为上策，而血自随气而生也"。

医以为瘕而非瘕：《女科》作"又以为瘕，而亦非瘕病"。

大凡人心正，则邪不能侵，心邪则邪自来犯：《女科》作"夫人之身正，则诸邪不敢侵，其身不正，则诸邪自来犯"。

服三月：《女科》作"服百剂"。

有似血臌之形，其实非胎非臌也：《女科》作"有似血臌之形，其实是鬼胎，而非臌也"。

倘不治其本原：《女科》作"倘不揣其本而齐其末"。

设再犯忌：《女科》作"若再犯色欲"。

断不可用：《女科》作"不可独用"。

方中全不去止血，惟去补血，且不仅补血，更去补气，非惟补气，兼且补火，何也：《女科》作"方妙在全不去止血，而惟去补血，又不止补血而更去补气，非惟补气而更去补火"。

人以为火盛动血也：《女科》作"人莫不为火盛动血也"。如此等等。

这种变换一种说法，或肯定句变成双重否定，或两句合并一句，或一句分解两句，或疑问句变陈述句，或陈述句变反问句，在《女科》中不胜枚数。

以上三个方面是《女科》改造《辨证录》最常用的手段，在整个《女科》中是大量而普遍存在的。此外，个别地方也有句子之间前后顺序颠倒或一句之间词语前后颠倒的情况，而其意不变，亦可看作《女科》来自《辨证录》的证据。

三、《傅青主女科》系抄录窜改《辨证录》而成

《女科》虽署名傅青主手著，但通过以上认真辨识，可以得出《女科》乃是录自比它早140年的《辨证录》的结论。首先，两书内容、结构、条文顺序几乎一致，如果不是故意改造为之，两书怎么会不谋而合惊人的相似呢？这绝不是偶然的文字巧合。其次，《女科》如果不是录自《辨证录》，怎么会有如此多的有规律的加工改造？对比两书全文发现，《傅青主女科》改造《辨证录》的女科内容主要采取以上三个种方法。既然要托名青主，抄袭就不能流露太多的痕迹，要窜改的隐蔽，不易被后人识破发现，所以窜改的方法和手段是五花八门，形形色色的，但抄袭造假者的行为最终被王孟英、陆定圃一眼识破揭穿。再次我们如果去掉《女科》添加

的话，改换的词，把改变的表达方式还原回来，《女科》不就等同于《辨证录》吗？我们相信，王孟英、陆定圃二君，在读《女科》之前一定熟知《辨证录》的内容，为什么从未提到《辨证录》的语言鄙陋，措辞冗衍，立方板实，说理亦无独得之处呢？惟独这样批评《女科》，不留情面！

这样推论，《女科》与《辨证录》女科部分其实就是同一部书。那么，《傅青主女科》由谁抄录《辨证录》而成？当然不会是陈士铎，极有可能是陈士铎之徒甚至三传四传徒弟录自于《辨证录》而伪托傅山之名。还有，也不能排除傅山的亲朋好友中之好事者录自于《辨证录》而伪托傅山之名。那么《辨证录》的真正作者又该是谁呢？

首先，《辨证录》陈士铎自称敬述，可能敬述傅山的，也有可能敬述他人的。如果陈士铎遇仙传说历史上确有其事，我们从前人文章的论述中，虽不能肯定这位仙人是傅山，但也决不能把傅山排除在外。如果仅仅从语言文字上加以考察，我认为《辨证录》的语言风格与《霜红龛集》有相似或相近之处。

1. 在《霜红龛集》中，傅山的语言观点表现如下几条：

（1）或劝我著述，著述须一副坚贞雄迈心力，始克纵横。我庾开府萧瑟极矣。③

（2）文者，情之动也；情者，文之机也。文乃性情之华，情动中而发于外，是故情深而文精，气盛而化神；才挚而气盛，气取盛而才见奇。④

（3）傅山崇"简"忌"繁"。他认为文章以简练为最高境界。曾云：《老》简于《庄》，《孔》简于《孟》。简者，其至乎！⑤文章未有高而不简，简而不挚者；⑥论文——发扬蹈厉；⑦韩柳欧苏，文章妙矣，然终觉闲话多；王唐瞿薛，文章妙矣，然只觉惟有格套而已（按：王唐瞿薛，指明代善作科举文章者。王鏊、唐顺之、瞿景淳、薛应旗）。⑧又云：莱公既逐死，家无遗文。嘉祐中，始得奏章一纸，曰"臣奏：圣旨擘画河北事"云云。莱公此疏，无复一毫文饰。才士本领，定不葛藤。是别人为之，不知如何安排也。⑨

傅山作文崇尚简练，反对繁冗拖沓。《霜红龛集》语言凌厉简洁，句与句之间，需思考索解，方能得其上下关联之意，今人谓之语言"跳跃"。而《辨证录》的语言风格却很接近这一点。通观《辨证录》的语言，简洁利落，言简意赅，句与句之间，内容跳跃，需思考索解，难怪《女科》抄录者可以趁机在其基础上扩充一两句甚至五六句的内容。这些内容有的是对上文的解释补充或说明，使语言更通俗易懂，有的是明显的陋文。耿鉴庭曾撰文表达了对《辨证录》语言的观点："今观《辨证录》、《石室秘录》等书，方简而意深，颇类傅氏其他文字,且有燕赵慷慨悲歌之气。"⑩笔者非常赞同这种看法。另外,傅山认为写文章需要感情,情深文精,气盛文奇。《辨证录》不是文学作品,不需要情深气盛,但通观《辨证录》的文笔,跌宕起伏,气势充沛。笔法不仅仅是平铺直叙,而是大量使用对偶句、对比句、疑问句、感叹句,比较吻合傅山的语言观。

2. 傅山写文章喜欢用古文字及典故,《辨证录》能看出其痕迹。

傅山是一位大儒,在学术上,他与黄宗羲、顾炎武、王夫之、颜元、李颙齐名,被梁启超推崇为清初六大师。他博览群书,学问广博,精通文字学,在诗文中常用古文字和典故,他的诗文《霜红龛集》中,普遍存在这一现象。在《辨证录》中,也能体现这种特点。例如:致作"至",现作"见",只作"止"的通假现象,伯道无儿、玉燕、涵濡等典故的运用,皆可看作语言运用的一种习惯。

此两点是从语言风格上求证《辨证录》与《霜红龛集》的相似性。如果我们能找到新的证据来证明这位传书仙人是傅山,当然《辨证录》毫无疑问是敬述傅山的。现在既然不能确定为傅山传授,那么从语言文字及其他方面我们也有理由相信《辨证录》与傅山之间千丝万缕的联系。

因此,我认为《女科》非傅山手著,是录自《辨证录》而成的，而《辨证录》至少是与傅山有关联的著作。这样录自于《辨证录》的《女科》也绝不可能与傅山无关。

傅山应该有医学著作传世，《霜红龛集》就有《女科丹经》一书的记载，他自己在诗中也明确表示过。《墨池》："佳书须慧眼，俗病枉精思……投笔于今老，焚方亦既迟"。"方"在这里指医方。他同时代的人，如戴梦熊、嵇曾筠、丁宝诠等在《霜红龛集》中对他的医事有评述，是真实可信的。另在《霜红龛集》中，记载有他丰富的医学理论与具体的医疗实践，且知他长于妇科，曾为犁娃及虢州参军夫人治病，都是典型的妇科病案。

《女科》与《辨证录》，是谁非谁，还需我们继续深入研究找到更为有力的证据，来还历史一个真实的面目。我们期盼着！我们等待着！

参 考 文 献

① 陆定圃·冷庐医话·今书. 山西：山西科学技术出版社，1983，57.

② 赵怀舟.《陈世铎遇仙传书案新证》·傅山中医药国际学术研讨会《论文汇编》·2007.

③ 傅山·《霜红龛杂记》·青岛：青岛出版社，2005，2.

④ 傅山·《霜红龛杂记》·青岛：青岛出版社，2005，5.

⑤ 傅山·《霜红龛杂记》·青岛：青岛出版社，2005，36.

⑥ 傅山·《霜红龛杂记》·青岛：青岛出版社，2005，5.
⑦ 傅山·《霜红龛杂记》·青岛：青岛出版社，2005，23.
⑧ 傅山·《霜红龛杂记》·青岛：青岛出版社，2005，40.
⑨ 傅山·《霜红龛杂记》·青岛：青岛出版社，2005，5.
⑩ 耿鉴庭·傅青主先生医学著作考证·上海中医药杂志，1958，(3)：44－48.

后 记

2007年,一个巨人的名字响彻并州大地,他就是傅山。这一年,为傅山诞辰400周年,太原市委市政府举行了盛大的庆典。一时间,海内外专家学者云集太原,高朋满座,人们追念傅山,研讨傅山,三晋大地顿时掀起了宣传研究傅山的高潮。借此契机,我开始了《傅青主男女科》的校勘。校勘此书之前,我对傅山的生平及学识、气节、人品,已有大致的了解。我们对傅山的敬仰、推崇,不仅仅在医学方面,正如王道平序言所述:"先生之高远,固不可以区区之医见也。而先生有所著《性史》、《十三经字区》、《周易偶释》、《周礼音辨条》、《春秋人名韵》、《地名韵》、《两汉人名韵》等书,不概见于世。"亦正如张凤翔所言:"盖其高尚之志,已久为圣天子所心重矣。而世之称者,乃盛传其字学与医术,不已细哉!字为六艺之一,先生固尝究心;若医者,先生所以晦迹而逃名者也,而名即随之,抑可奇矣。"

说傅山是中国文化的巨人,一点也不过分。他与浙江的黄宗羲、江苏的顾炎武、湖南的王夫之,皆为明清之际具有民族气节的卓越思想家和著名学者。先生一生在诗文、书画、哲学、医学各个领域、多个方面都取得了令人瞩目的成就。我们研究其人，研究其书，研究他的气节、品质，意义重大而深远。

傅山（1607～1684），山西阳曲县西村人。字公它，又字青竹，后改字青主。博通经史子集，且工诗文书画，尤精医学、医术。先生一生著述颇丰，但散佚的非常严重。他现存的诗文及医学著作收录在《傅山全书》中（按，其中医学著作是否是傅山之作，中医界颇有不同认识），所收医学著作有《傅青主女科》及《产后编》、《傅青主男科》及《小儿科》。他的《傅青主女科》，中医界普遍认为是中医妇科的经典之作，久负盛名。因此对傅山医学著作的研究考证，意义十分重大。

一、《傅青主男女科》的版本及价值

傅山不仅是一位忠实的医学实践者，也是一位深厚的医学理论家。他有丰富的医学著作传世。傅山现存的医学著作，《全国中医图书联合目录》共载八种，分别是：

(1)《仙方合编》六卷

原题（清）傅山（青主、青竹、公它、啬庐、石道人、朱衣道人）撰

(2)《傅青主男科》二卷

（清）傅山（青主、青竹、公它、啬庐、石道人、

朱衣道人）撰

(3)《太原傅科》二卷

附《经验良方》、《十药神书》

（清）傅山（青主、青竹、公它、啬庐、石道人、朱衣道人）撰

(4)《傅青主女科》二卷

附《产后编》二卷

又名《女科良方》、《女科全集》

（清）傅山（青主、青竹、公它、啬庐、石道人、朱衣道人）撰

(5)《女科仙方》四卷

又名《女科摘要》

（清）傅山（青主、青竹、公它、啬庐、石道人、朱衣道人）撰　宫思晋校定

(6)《生化篇》

（清）傅山（青主、青竹、公它、啬庐、石道人、朱衣道人）撰　见《世补斋医书》

(7)《产科四十三症》

原题（清）傅山（青主、青竹、公它、啬庐、石道人、朱衣道人）撰　杨溪编

(8)《傅青主男女科》

（清）傅山（青主、青竹、公它、啬庐、石道人、朱衣道人）撰

子目：①《傅青主男科》

②《傅青主女科》附《产后编》

此外，另有二个佚名著录也应当注意：

《真山老夫子女科八十症》

原题（清）真山老夫子撰

《傅氏女科证治》

著者佚名

据1991年中医古籍出版社《全国中医图书联合目录》记载：《傅青主女科》最早刻本为清道光七年丁亥（1827）太邑友文堂刻本。其下所举为清道光十年庚寅（1830）抄本、清道光十年庚寅（1830）金湘门高慕韩刻本、清道光十一年辛卯（1831）祁尔诚刻本、清道光二十二年壬寅（1842）澧州刻本等等。版本甚多，兹不赘述。此书发行至今已180年，截止到1991年底，共刊行67次。

《全国中医图书联合目录》记载，《傅青主男科》最早是清同治五年丙寅（1866）成都三益垣刻本，实则不然。最早的刻本应为清同治二年癸亥（1863）瑞祥仁刻本。王道平在序言中已明确告诉了我们。由介休王道平根据罗邦定家抄藏之《傅青主男科》上下二卷（附有《女科》未载数条）和《小儿科》一卷的抄本，重加抄录，捐资合刊，于同治二年十二月序刊印行，版存介休西段屯义仓中。其下所举才为清同治五年丙寅（1866）

成都三益垣刻本、清同治七年戊辰（1868）刻本、清同治八年己巳（1869）湖北崇文书局刻本等等。此后刊刻不断，至今流传了145年。截止到1991年底，《傅青主男科》共刊行30次。此外还有许多《傅青主男女科》合刊本及不同名目的傅山的医学著作。迄今为止，《傅青主男科》、《傅青主女科》及《傅青主男女科》，到底刊行多少版次，已难准确统计出来。

由此可见，傅青主的医学著作出版数量之惊人、价值之巨大。尤其《傅青主女科》刊行的版次更为频繁。《傅青主女科》是祖国妇科医学中独树一帜的医学典籍，得到众多古今学者及医家的称赞。张凤翔序文中说："自后汉张仲景创立方书以来，几二千年，专门名家，罕有穷其奥者。先生以余事及之，遽通乎神。余读《兼济堂文集》并《觚剩》诸书，记先生轶事，其诊疾也微而臧，其用方也奇而法，有非东垣、丹溪诸人所能及者。昔人称张仲景有神思而乏高韵，故以方术名。先生既擅高韵，又饶精思，贤者不可测如是耶！"祁尔诚序文中说："人虽有虚实、寒热之分，而方则极平易精详之至。故用之当时有效，传至后世则无不效。……读征君此书，谈症不落古人窠臼，制方不失古人准绳，用药纯和，无一峻品，辨证详明，一目了然。"当代名老中医岳美中先生说："看妇科以《济阴纲目》、《傅青主女科》为优，特别以傅青主的书最好……读傅氏书，须知最大创造发明处就在他的方剂，这是他几十年研究医学，经过实践总结出来的经验，万勿忽略。"绍兴市中医院董汉良主任医师说："《傅青主女科》是中医妇科中较有影响，并有一定临床指导价值的专著，理法严谨，辨治详尽，有其独到之处，在组合遣药上，颇有心得。"正因为如此，使《傅青主女科》不断刊印发行，在中医妇科临床实践中发挥了重要作用。

1984年，为傅青主逝世三百周年。山西科学教育出版社决定出版《傅山医学著作研究丛书》，并陆续出版对傅山医学著作的研究与考证，以及对傅山医学著作临床实用价值的验证等著述。前前后后出版的有傅山先生手著《大小诸证方论》、《傅山医学手稿》、《青囊秘诀》、《傅山验方秘方集》、《傅青主女科校释》、《傅青主男科重编考释》，尚计划出版《石室秘录》、《本草秘录》、《辨证奇闻》、《洞天奥旨》、《外经微言》等。后因何高民先生去世，仅出版了《本草秘录》。这些著作极大推动了中医学术研究。

2007年，为傅山诞辰四百周年。一时间，傅山研究遍及三晋大地。有关傅山研究的书籍顿时走俏，相继出版发行了一系列与傅山相关的图书。古城太原连续多次召开傅山国际学术研讨会，这些活动极大地促进和繁荣了傅山学术的研究和交流。

傅山是山西历史文化名人，是山西人的骄傲与自豪。但目前傅山医学著作的研究依然处在相对薄弱的阶段。作为山西人，作为傅山故乡的学人，拥有天时地利之便，在傅山的学术园地中辛勤耕耘，责无旁贷。这也是我整理出版《傅青主男女科》的初衷。

二、《傅青主男女科》版本的选用确定及校注思路与方法

《傅青主男女科》的单行本与合刻本多达一百多种，因其传抄者之夺误，或编校者之改窜，致使繁多杂乱的版本鱼龙混杂，良莠不齐。以往校勘出版的《傅青主男女科》又存在这样那样的不足。要想为读者提供最佳的阅读范本，就要在众多的版本中淘劣留良，优中择优。经过多次比较筛选，最终《女科》选用太邑友文堂版藏的《女科全集》，包括《产后编》在内作为底本校勘。据《全国中医图书联合目录》记载，太邑友文堂本是最早的《女科》版本，早于张凤翔的序刊本，据我所考，其实不然。因为友文堂版本的前面有张凤翔的序文及李缵唐的跋文。张凤翔序刊的《女科》没有眉批，而友文堂本有眉批，这是张凤翔序刊本明显早于友文堂本的标志。友文堂本虽不清楚于何时刊刻，但通过对张凤翔本的对比，文字差异很少，至少肯定此本是较早的刻本之一。我所用的友文堂底本保存完好无损，共四册，

木刻竖排，文字清晰，易于阅览。

  整理起始，以友文堂本为底本，以清光绪七年辛巳（1881）羊城五福堂刻本及清光绪九年癸未（1883年）扫叶山房本为主校本。在校勘过程中，发现底本与校本的差异主要表现在一些虚词上，比如：而、以、所、然、之，与、矣、者、也、其等等，友文堂本使用的虚词比较频繁，并且语言未经润饰。其实这些虚词的有无对文义的表达几乎没有多少意义，最多是语气和停顿上的不同而已。我个人认为对这些多余虚词没必要校勘，因为对这些繁冗的虚词进行校勘没有多少意义，反而徒增阅读的烦劳。本书在校正实词时，发现实词的差异也仅是个别现象，这是《女科》各个版本之间的普遍情况。比如《女科》十八条经水数月一行的眉批："抑造化中令人不测也"。五福堂本作："却造化中令人不测也"。一字之差，却意义有别。前者为揣测的语气，后者是肯定的语气，前者更符合文义。《女科》第七条年老血崩眉批："极妙"。五福堂本作："极效"。不及前者用词精妙。《女科》第八条血崩眉批："不避者，纵幸不崩"。五福堂本作："不避者，乱幸不崩"。句子明显不通，"乱"为误字。《女科》十一条闪跌血崩："乃是瘀血作祟"。五福堂本作："乃是疼血作祟"。《女科》三十二条胸满少食不孕："盖胃土非心火不能生"。五福堂本作："盖胃上非心火不能生"。《女科》三十五条肥胖不孕："而其水势滔滔，泛滥可畏"。五福堂本作："而其水势淹淹，泛滥可畏"。《产后编》出汗第十四："肥白人产后多汗"。五福堂本作："肥日人产后多汗"。以上数句，土，误作"上"；瘀，误作"疼"；滔滔，误作"淹淹"；白，误作"日"等等，不管是什么原因造成的错误，皆可看做友文堂本优于五福堂本。尤其值得一提的是友文堂本许多包含有"宁"字的词句或方名，如"神宁（定）而汗自止"、"则血自宁（平）"、"则行中自有补，血宁（凝）气生"、"宁（安）神生化汤"、"宁（安）君主之官也"、"加参宁（安）肺生化汤"、"血不宁（定），惊悸不安"、"又宁（安）有行后复行之病哉?"（括号内为五福堂本、扫叶山房本所用的字）等句子中，所使用的"宁"字，与"安、平、定"相比，有些使用的更准确精当，有韵味。笔者认为，友文堂是较早而且较好的版本，它更接近张凤翔刻本。

另外，还有一个值得关注的问题，除了《傅青主女科》各个版本之间的内容差异不大之外，就是陈士铎《辨证录》的女科部分，内容与傅青主《女科》惊人的相似。这也是中医学术界长期争论不休而至今没有解决的问题。《辨证录》早于《女科》140年，两书又有着千丝万缕的联系。在使用《辨证录》校勘《女科》时，发现《女科》与《辨证录》的结构及内容基本一致，两书有着共同的血脉，有割舍不断的血缘关系，它们一脉相承，主体内容或思想无所差异，显系出自一人之手，绝非两人之作。《傅青主女科》与《辨证录》不同之处主要是：《女科》内容多于《辨证录》，所多之处是在《辨证录》基础上增加字词句扩充而成；《女科》与《辨证录》中同义词或近义词的大量互换；《女科》在保持原貌不变或变化不大的情况下，变换表述方式。以上三个方面很明显地反映出是《傅青主女科》改造《辨证录》的基本做法。因而得出的结论是：《傅青主女科》是录自陈士铎《辨证录》而假托傅山之名的伪作。

究竟谁才是两书的真正作者？笔者曾撰写《〈傅青主女科〉与〈辨证录〉内容及语言考察》一文，附在书末，此不详述。

使用《辨证录》校勘《女科》是一件复杂而细致的工作。从中医临床工作者亟待得到善本便于使用的角度考虑，校勘过多，出注过多，是喧宾夺主的做法，未必是好事。几经斟酌，最后决定整理出版友文堂本的白文版，保持底本原貌，只是参考其他版本改正其明显的错字及不通的句子。另外，友文堂本《女科》有数处缺少药味分量的也据它本增补，并出注说明。

《傅青主男科》使用的底本，是清同治二年癸亥（1863）介休王道平序刊的最早《男科》版本。分上下二卷，文字清晰，保存完整无损。整理时保持原貌，改正明显的错字，并出注说明。

整理出版《傅青主男女科》，之所以选用友文堂《女科》和王道平序刊的《男科》做底本，一则因为二书是最早或比较早的版本，笔者亲自搜寻此书，得到第一手材料，目睹了二书原始的本来的真实的面貌。此后的版本在其基础上或多或少有所删减或改动。比如光绪丙戌年（1886）秋晋义堂刻印的《傅青主男女科全集》，仅在王道平的序文上就删减了不少的文字。二则此二书保存的相当完好，文字清晰，易于阅览，极少有错误，是《傅青主男女科》难得的珍贵版本，有必要把好版本的原始风貌展现在读者面前。当然，二书也不是白璧无瑕，无可挑剔，也有瑕疵之处。比如《女科全集》原文明显的错字就有数处：母丁香，有两处误刻为"毋丁香"；脉，误刻为"胀"；芪，误刻为"底"等等。此外《女科》上下卷目录有门有目，正文仅按病目条文排列且文字略有变化，使目录与正文标题出现不统一情况。为使其对应起来，我做了一定的校勘，并出注说明。但这些问题瑕不掩瑜，不足以影响此二书的价值。

三、《傅青主男女科》真伪论争

《傅青主女科》，在道光丁亥（1827）由张凤翔序刊之后，仅仅平静了几十年。紧接着陆定圃的一番话拉开了傅氏著作真伪论争的序幕。陆以湉，字定圃，他的

《冷庐医话》卷2"古书"一节说:"医家著书,每为假托之辞,以炫其功能……至陈远公《石室秘录》,乃竟托之于岐天师、雷公,尤属不经。"其书同卷"今书"一节中说:"《傅氏女科书》,道光丁亥张丹崖凤翔序刊,近复刊入潘氏《海山仙馆丛书》。王孟英谓文理粗鄙,剿袭甚多,误信刊行,玷辱青主。余观此书,措辞冗衍,立方板实,说理亦无独得之处。尤可怪者,解妒有饮,谓可以变其性情;荡鬼有汤,且假托乎岐天师,更列红花霹雳散。成此书者,当是陈远公之流,而其学更不如远公,乃《女科》书之最下者。"这段话是陆定圃引述王孟英的观点,又有自己的看法,基本是全盘否定此书。首先指出:自古医家著书,假托他名,炫其功能的事时有发生,言外之意《傅青主女科》为陈远公之流假托傅山之名;其次认为此书非傅山之作的理由是"文理粗鄙,剿袭甚多",而像傅山这样的高人不会写出这样的"最下者"之书;再次记述"解妒有饮"、"荡鬼有汤",这样迂怪之论的书,当出于陈远公之流。其后不断有人对《傅青主女科》的作者提出质疑,如谢仲墨《中医伪书考》、贾得道《中国医学史略》及杨则民、张志远、吕直的文章,都否认此书为傅青主手著。笔者也曾撰文,从内容及语言上考证,认为《傅青主女科》是录自《辨证录》而假托傅山之名的伪书。

而捍卫《傅青主女科》是傅山的医学著作,建国之后最有代表性并且在傅山著作研究方面取得突出成就的当属何高民先生。何老最有力的证据之一是：山西省图书馆珍藏的傅青主《大小诸证方论》抄本系康熙年间纸张，顾炎武于康熙十二年写的序文中说："予友傅青主先生手著《女科》一卷、《小儿科》一卷、《男妇杂症》一卷，诚医林不可不有之书。"抄本内署为"傅青主先生秘传"。证据之二是：山西省文物局保藏的"松侨老人傅山稿"的医学手稿，系清初纸张，经故宫博物馆考古专家和山西省博物馆考古专家鉴定，确系傅山的遗墨。而吕直却极力反驳，认为《女科》作为傅氏的医学著作，其证据不足。不久前，《文物世界》刊登了钱超尘、赵怀舟《顾炎武大小诸证方论序质疑》一文，从四个方面质疑《大小诸证方论序》是否出自顾氏手笔。谦称"质疑"，实为辨伪。傅山是否有成卷帙的医学著作行世，学术界一直争论不休。1991年12月山西人民出版社出版的确实属于傅山的《傅山全书》第七册所收题名傅山的各种医书，至目前学术界还存在不同的认识。

  伴随着《傅青主女科》激烈的争论，《男科》于同治二年（1863）刊刻之后，随即就有人指出也是伪书。陆懋修（字九芝）于同治三年（1864）重订《女科》时，在《跋傅青主女科》中云："余谓傅征君所传医书，只有《女科》，安有所谓《男科》、《儿科》者。玩罗公所言，'因子好《女科》，特为相示'二语，明是投其所好，使人谓《女科》之外，又有《男科》、《儿科》，其书一出，购者必多。"陆氏认为《男科》的刊印，乃是王道平和书商坊友相勾结，为了图利谋财而刊行的"伪书"。建国后，这一观点仍然得到部分学者的支持。比如郝树侯先生所著的《傅山传》中说："此外，还有一部《傅氏男科》。一般的意见，认为这书笔力孱弱，出于孙寿山的伪托。孙寿山是太原县医师，自己著书而托名他人，也是自古常有的事。"而何老仍然坚持《男科》为傅山的医著，并不是王道平的伪作。他认为《傅青主男科》的抄本是有人根据傅山的《大小诸证方论》改编后所流传下来的抄本。《大小诸证方论》是傅青主最初的医学著作，由《女科》、《小儿科》、《男妇杂科》三部分组成。虽是"分门别类，无症不备"，但却以方为主，体例烦乱，所以才能名为《方论》。嗣后，详加厘定，重新编改，将《女科》方论改写为传世本《傅青主女科》，从而在《大小诸证方论》中，就只剩下《小儿科方论》和《杂症方论》了。《男科》按照疾病体例加以归纳，重新编辑，其内容文字则与《小儿科方论》和《杂症方论》基本相同。至于是何人改编，改编于何时？则无从考证，看来当在道光以前的若干年了。总之，何老始终不渝地坚持：《傅青主女科》是傅山的医学著作，《大小诸证方论》是傅青主最初的医学著作，《傅青主男科》也是后人根据其《小儿科方论》和《杂症方论》改编而成书的。包括《石室秘录》、《辨证录》、《洞天奥旨》肯定都是傅青主的医学遗著；同时，也肯定其中有陈士铎羼入的驳杂部分。

  围绕着傅山与陈世铎医著关系的争论，已走过了150年的漫长之路。傅山与陈世铎的关系，傅山与陈世铎医著的关系，纷繁复杂，扑朔迷离。由于历史资料的缺乏，证据的不足，争论将会持续下去。希望借着傅山诞辰四百周年的契机，在三晋大地甚至全国掀起研究傅山的热潮，使傅山医学学术的研究更加全面深入，解开历史谜团的日子不会遥远。无论这一系列署名傅青主的医学著作是否为傅山手著，也丝毫不会降低傅山的学术地位，撼动他的伟大。

卫云英
2008年8月18日